매력을 배로 높이는 입&이 건강법

이(齒)걸 알면 용치?

박재석 지음

동인

머리말

하얀 이는 필수, 외모는 선택사항?!

누구나 '아름답다', '멋있다'는 칭찬을 받으면 좋아한다. 그리고 더 아름답고 멋있어지려고 노력한다. 여성들이 애써 다이어트를 하거나 남성들이 힘들여 몸 만들기를 하는 것도 더 아름답거나 멋있어 보이고 싶어서이다. 그러나 외모가 아무리 아름답고 멋있다고 하더라도 '매력'이 없다면 '향기 없는 꽃'이나 마찬가지다.

외모는 평범하되 마음을 끄는 사람이 있다. 가장 보편적으로 호감을 주는 사람은 상냥한 사람, 밝고 명랑한 사람, 친절한 사람들이다. 이들의 입가에는 늘 환한 웃음이 머문다는 공통점이 있다. 곧, 웃음이 곧 가장 보편적인 매력 포인트가 된다는 말이다.

여기서 한 걸음 더 나아가, 최근 신세대들 사이에는 하얀 이, 청결한 입 속이 새로운 매력 포인트로 자리잡고 있다. 이제 이들에게 있어서 잘 생긴 얼굴은, 있으면 좋고 그러나 없어도 그만인 선택사항이다. TV광고에도 나오지 않는가. 깜찍한 소녀가 나와서 하는 말, '남자친구요? 잘생기면 좋죠 뭐!'. 잘 안 생겨도 전혀 문제될게 없다는 투다.

신세대는 미백치약 세대다. 부모세대와는 달리, 어렸을 때부터 희고 가지런한 이를 드러낸 미백치약 광고에 익숙해져있다. 그래서인지 이의 아름다움과 입 속 청결에 대한 관심이 높다. 하지만, 이들의 관심이 곧 건강으로까지 제대로 이어지기에는 아직 조금 무리가 있는 듯하다.

그래서 틈틈이 쓴 칼럼과 이와 입 속 건강에 대해 알아두면 좋을 내용들을 모아 책으로 엮었다. 신세대를 비롯해 실속 있는 아름다움을 쫓는 모든 남성과 여성들에게 조금이나마 도움이 되었으면 하는 바램이다.

치의학박사, 성형전문 미프로치과 원장

박재석

C · O · N · T · E · N · T · S

이(齒)걸 알면 용치?

C · O · N · T · E · N · T · S

PART 1

이(齒)는 건강의 척도

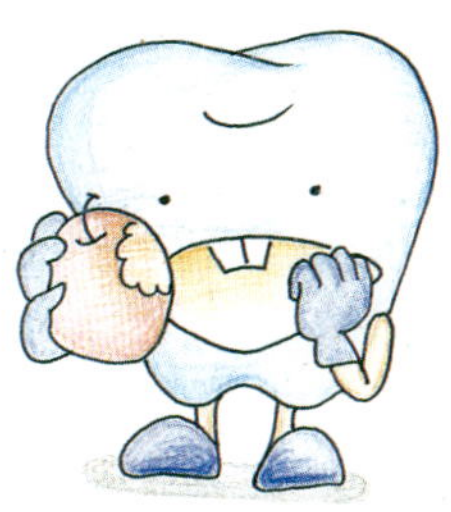

1 음식과 치아

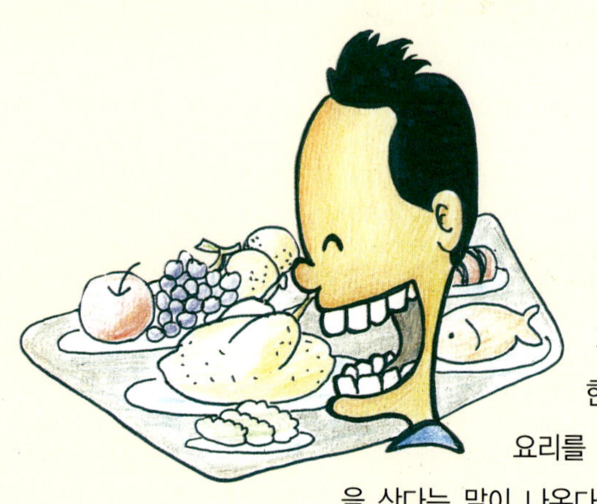

탈무드에 보면, 예쁜 여자와는 3개월을 살고, 착한 여자와는 3년을 살고, 요리를 잘 하는 여자와는 30년을 산다는 말이 나온다. 그리고 어떤 사람은 가장 이상적인 결혼생활 형태로 '일본인 처에 중국인 요리사'를 꼽기도 한다. 이것은 물론 어디까지나 남성 중심적인 시각에서 나온 말이지만, 음식 솜씨가 훌륭한 여자를 으뜸 신부 감으로 친 것은 동양이나 서양이나 같은 것 같다.

우리가 살아가는데 있어서 기본 필수조건인 의식주 가운데서도 가장 중요한 것은 바로 식(食), 즉 먹는 것이라고 해도 결코 지나치지 않다. 아무리 보석으로 치장한 옷을 입고 황금 침대에서 잠을 잔다고 하더라도 음식을 먹을 수 없다면, 그것은 곧 죽은 자의 삶이나 다름없기 때문이다.

인류 발달사를 살펴보더라도 인간욕구의 근원이 먹는 것에 있다는 사실은 입증된다. 사냥과 수렵생활을 하다가 목축과 농경생활로 넘어가는 일련의 과정에는 먹거리를 더 쉽게 얻으려는 욕구가 깔려 있었다. 또 강을 따라 선사시대 주거의 자취가 발견되는 것도 마찬가지 이유에서이다. 강에는 조개나 물고기 등 먹을 것이 많기 때문이었다. 전쟁의 역사도 먹거리를 찾아 나서는 것에서 비롯된다.

이와 같은 중요성 때문인지, 음식은 여러 가지 상징적인 의미로 쓰이기도 한다. 부나 권력의 상징으로 쓰이는가 하면, 근원에 대한 향수나 그리움을 나타내기도 한다. 또 인간의 욕망 표현이나 과시, 그리고 성적인 은유를 띠기도 한다. 된장냄새를 맡고 고향이나 어머니를 떠올린다거나, 식품과는 무관한 내용을 선전하면서 살짝 벌어진 붉은 입술 속에 음식을 밀어 넣는 장면을 연출해 사람들의 호기심을 자극하는 것 등은 이미 너무 흔한 경우이다.

음식이 기본 욕구의 상징이라면, 음식을 잘게 부숴 몸이 받아들이기 좋은 형태로 바꿔주는 이(齒)는 바로 근원적인 욕구 해소의 아킬레스 건이다.

이가 건강하지 않다면, 아무리 눈앞에 산해진미(山海珍味)가 쌓여있다고 한들 무슨 소용이 있을까?

이는 입 속에 들어온 음식물을 잘게 부수고 침과 섞어서 위나 장이 받아들이기 좋은 상태로 바꿔주는 역할을 한다. 다른 장기가 아무리 튼튼하다고 해도 이가 제 기능을 발휘하지 못해 음식물을 제대로 쪼개줄 수 없다면, 결국 우리 생명은 위협받게 된다.

겉으로는 아무런 변화가 없어 보이지만, 이는 그 단단함 속에 섬세한 신경과 심장으로 이어진 혈관을 숨기고 있다. 그리고 체내의 다른 장기들과 마찬가지로 살아서 움직이며, 매일 매일 조금씩 자란다. 체력 단련을 위해 우리가 매일 운동을 하는 것과 마찬가지로 건강한 이를 유지하고 가꾸기 위해 노력을 기울여야 하는 것은, 바로 이가 '살아있는 장기'이기 때문이다.

충치나 질환이 없고, 아무런 결함이 없는 이를 갖는 것. 이것은 더 기름진 음식을 찾아 전진해온 인류의 역사 이전에 있었어야 마땅할 바램이었다.

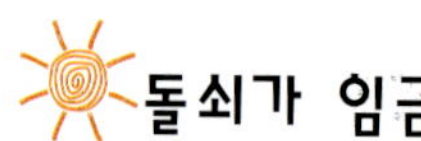
돌쇠가 임금님보다 더 오래 산 이유

옛날 임금님들 가운데는 빨리 죽는 사람이 많았다. 온갖 좋다는 음식은 다 먹고, 몸에 이롭다는 약도 다 썼을 텐데 말이다. 반면, 돌쇠는 마님 댁의 온갖 잡일을 도맡아 하면서도 평균 수명은 거뜬히 넘겼다. 물론 돌림병과 같은 몹쓸 병에 걸리지 않는 한에서는 말이다. 그 이유는 무엇일까?

그 이유 중 하나는 먹거리에 있었다. 임금님은 날것이나 거친 음식을 먹기보다는 주로 소화가 잘 되도록 잘게 썰어 부드럽게 익힌 음식을 먹었다. 반면, 돌쇠는 부드러운 음식은 언감생심 꿈도 꾸지 못할 일이었다. 꽁보리밥 한 덩이에도 감지덕지해야 하는 서러운 신세였다. 바로 여기에 문제의 핵심이 있다.

딱딱하거나 거친 음식을 먹으려면 귀찮을 정도로 씹어야 하는데, 씹는 것은 이와 잇몸, 그리고 턱을 튼튼하게 해준다. 또 혈액 순환을 좋게 해주고, 씹을 때 생기는 침은 소화작용을 돕는다. 그리고 딱딱하거나 거친 음식의 대부분은 섬유질을 포함하고 있어서 이에 달라붙지도 않는다. 반면, 부드러운 음식만을 즐겨먹으면, 이와 잇몸이 약해지고 소화기관이 서서히 힘을 잃으며, 나아가 전체 건강이 나빠질 수 있다. 충치나 잇몸병으로 고생할 확률도 돌쇠가 임금님 보다 낮다. 이처럼 야채나 현미와 같은 딱딱한 음식과 멸치와 같이 뼈 째 먹을 수 있는 생선은 이와 잇몸, 그리고 신체 건강에 도움이 된다.

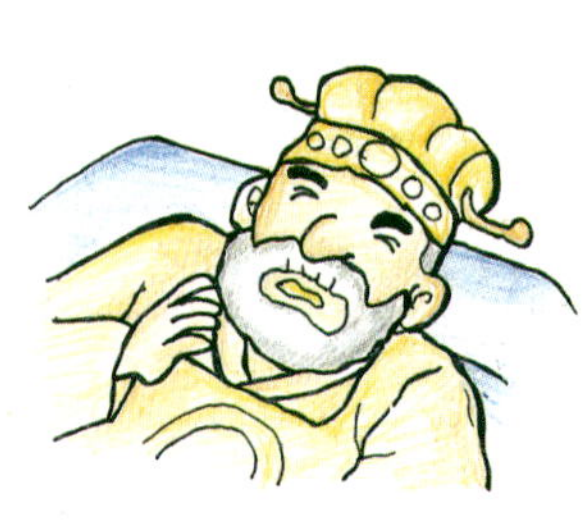

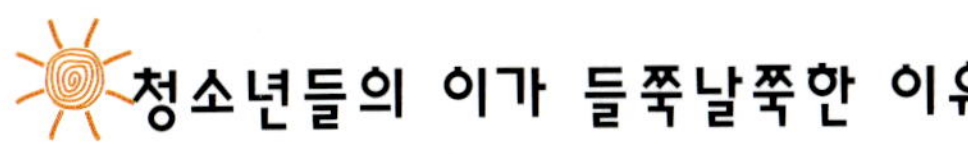

청소년들의 이가 들쭉날쭉한 이유

요즘 10대들이 가장 좋아하는 음식은 햄버거와 피자라고 한다. 그들 부모세대와는 상당히 다른 입맛이다. 가정에서도 생활패턴이 아이들 중심으로 이루어짐에 따라 식탁에 주로 오르는 것도 김치, 나물, 생선이 아니라 햄, 달걀, 고기다. 아침에도 밥을 먹기보다는 빵과 우유, 씨리얼로 간단히 때우는 경우가 더 많다. 영양도 탄수화물, 단백질, 지방에 치우쳐져 있으며, 비타민이나 칼슘, 미네랄은 절대적으로 부족하다.

이처럼 달라진 식생활은 10대들의 키와 체중뿐 아니라 이의 모양에도 많은 변화를 가져왔다. 10대들은 그들 부모세대보다 이가 들쭉날쭉하거나 아래위가 잘 맞지 않는 경우가 훨씬 많다. 부모세대만 해도 치열교정을 한다는 것은 상당히 드문 일이었지만, 요즘 10대들 가운데서는 교정기구를 끼고 있는 경우를 심심찮게 찾아 볼 수 있다.

음식이 지나치게 부드러우면 이와 턱이 쓸모를 잃어 제대로 발달할 수 없게 된다. 또 영양의 불균형도 턱뼈의 발육에 영향을 미쳐 부정교합을 초래한다. 물론 이가 고르지 못하게 된 데는 식습관 외에도 유전적인 요인과 나쁜 습관 등 여러 가지가 작용한다. 그러나 우리가 늘 먹는 음식은 두고두고 이 건강을 좌우할 수 있으므로 당장 오늘부터라도 균형 잡힌 식단을 짜는 노력이 필요하다.

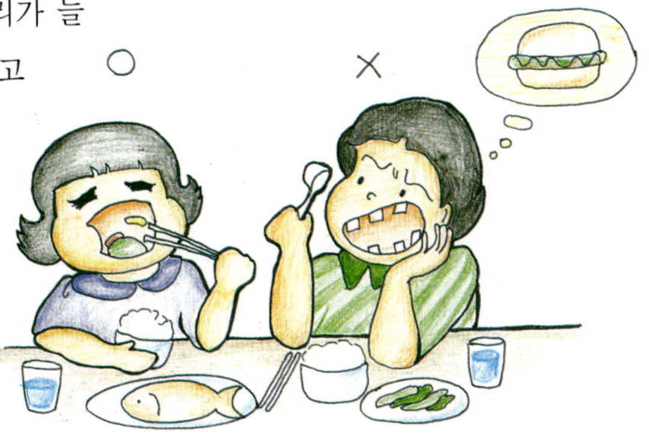

이가 아프면 입맛도 없다

이가 아프면 입맛도 떨어진다. 모든 음식은 꼭꼭 씹어야 제 맛이 나기 때문이다. 의치를 낀 사람들이 음식 맛을 제대로 못 느낀다고 말하는 것도 씹는 느낌이 원래 이와 차이가 나는 까닭이다. 이는 겉보기에 딱딱하기만 해 보이지만 그 속에 무수한 신경계를 숨기고 있다. 그러므로 아무리 정교하게 만들어진 의치라고 하더라도 원래 이 만큼 음식의 맛을 잘 느끼게 해 줄 수는 없는 것이다.

우리는 음식이 입에 들어가면 씹으면서 맛을 느낀다. 입 속에는 미뢰라고 불리는 맛 신경돌기가 분포해 있다. 미뢰는 음식의 맛을 받아들여 안면신경을 통해 대뇌피질로 전달하고, 이런 일련의 과정을 통해서 우리는 단맛, 신맛, 짠맛, 쓴맛을 구분해서 느낀다. 그리고 이와 입은 음식을 우리 몸이 받아들이기 좋도록 잘게 부수고 1차 소화액인 침과 잘 섞어놓는다.

만약 입술이 잘 다물리지 않는다거나, 입 속에 상처가 생겨서 아프다거나, 이가 어긋나 있거나 잇몸이 불편해 잘 씹을 수 없다면 우리는 먹는 즐거움을 제대로 맛볼 수 없게된다.

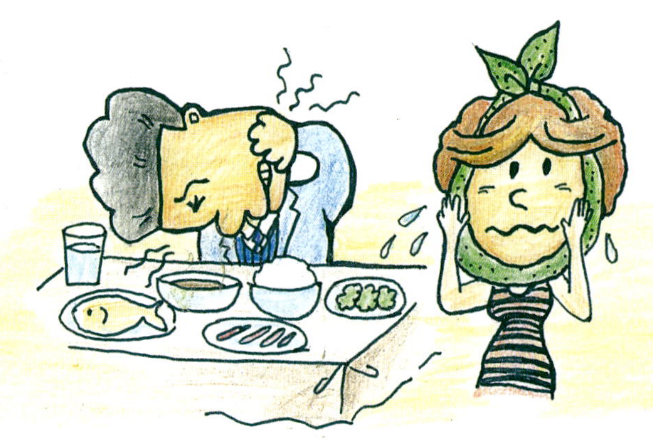

가장 먼저 발달하는 맛감각

인간의 감각 중에 가장 먼저 발달하는 것이 맛감각이다. 7주된 태아에게서 이미 입의 점막이 발달하고 12주가 되면 완전해져서 성인과 같은 모양새가 된다. 따라서 아기들은 태어날 때부터 맛감각을 지니고 있으며, 생후 3~5개월 정도가 되면 여러 가지 맛을 구별해서 받아들인다. 아기들은 본능적으로 단맛을 좋아하는데, 단맛은 열량을 내는 것으로 생명 유지의 기본이 되기 때문이다.

★ 이에 좋은 음식과 나쁜 음식

좋은 음식	나쁜음식
현미 등 잡곡, 멸치 등 뼈째 먹는 생선, 샐러리, 생 야채, 생 과일	백미, 쇠고기 등 육류, 햄, 과자, 사탕, 초콜릿, 콜라 등 청량음료

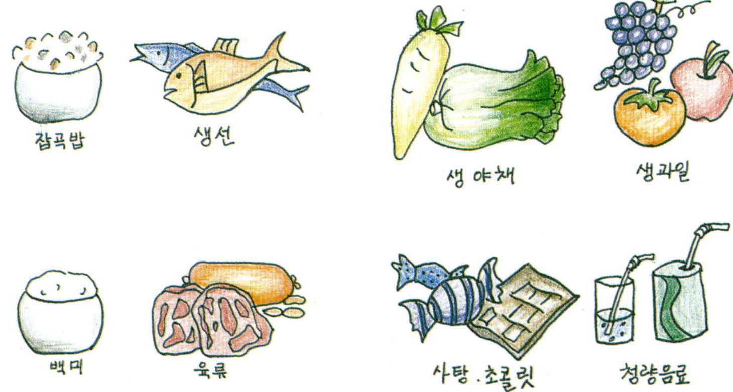

2 힘있는 남성

　미국의 그 유명한 '지퍼 게이트'가 터지고 나서 클린턴의 인기가 떨어질 것이라던 세간의 추측은 빗나가고 말았다. 사람들이 분노한 이유는 클린턴이 백악관 인턴 모니카 르윈스키와 '부적절한 관계'를 맺었다는 사실 자체가 아니라, 진실을 숨기기 위해 거짓말을 한 탓이었다. 이 사건 이후에도 남성 수를 훨씬 앞지르는 것으로 알려진 여성 지지자들은 클린턴에게서 등을 돌리지 않았다.

　당시 우리 나라 신문들은 시사만평에 갖가지 모습으로 세기의 섹스스캔들을 희화화해서 실었다. 그 중에는 바지 지퍼를 내린 클린턴이 익살스레 웃으며 아시아를 향해 성기를 들이대고 있는 모습도 있었다. 막강한 힘의 나라 미국. 그 나라의 지도자가 곧 자신의 힘을 상징하는 성기를 약소국가들을 향해 내밀고 있다는 것인데, 도덕에 어긋나는 부적절한 관계 맺기에도 불구하고 여유 있게 웃음지을 수 있는 것은 바로 힘의 힘 때문이라는 통렬한 묘사였다.

　인류발생 초기부터 지금까지 남성들이 변함없이 간직해온 소망이 있다면 그것은 바로 '힘있는 남성'이 되는 것이었다. 권력이나 금력은 곧 '힘'의 상징이었고, 힘있는 남성은 미인을 차지할 수 있었다. 뒤집어서 말한다면, 힘을 가질 수 없는 많은 수의 남성들은 지금까지 줄곧 힘에 대한 콤플렉스를 느껴왔다는 뜻이다. 또 그 힘이란 궁극적으로는 성적인 것이다.

실제로 남성들이 가장 콤플렉스를 느끼는 부분은 바로 성과 연관된 부분이다. 남녀의 사고 구조를 밝히는 연구에 따르면, 여자들과는 달리, 남자들 뇌의 가장 가운데 부분에 있는 것은 바로 성적인 것들이라고 한다.

그래서인지 외모의 결점을 성적인 것으로 만회하려는 속설들이 많다. 예를 들면 '코가 크면 성기가 크다'거나 '대머리는 성욕이 강하다'는 것 등이다. 코와 성기와의 연관성은 알 수가 없지만, 대머리와 성욕은 상당히 관련성이 있는 것으로 알려져 있다. 대머리는 남성호르몬이 지나치게 많이 분비되어 만들어지는데, 남성호르몬은 바로 성 활동에 결정적인 영향을 미치는 성호르몬이다.

기타 여러 가지 속설들 가운데 '정력가가 식욕이나 성욕이 높다'는 말도 있다. 이 말은 상당히 신빙성이 있다. 이것저것 가리지 않고 잘 먹고 정력적으로 일하는 사람들은 자신의 신념에 따라 일을 처리하고, 오늘의 스트레스를 내일까지 끌고 가지 않는다. '내일은 또 내일의 해가 뜬다'는 긍정적인 생각을 하기 때문이다. 이런 사람들은 '차면 내보내는' 자연의 섭리에 충실하게 자신을 맡길 줄도 안다.

반면, 입이 짧아 이것저것 가리는 음식이 많은 사람은 대체로 신경질적이고, 스트레스를 잘 받는 체질들이다. 영양상태도 나쁜데다 쉬 피로해지므로 성 활동을 왕성하게 하고 싶어도 할 수가 없다.

몸과 마음이 건강할 때 건강한 성을 영위할 수 있다. 입과 이는 건강으로 가는 첫 관문이나 마찬가지다. 씹는 활동은 '호르몬의 왕'이라고 불리는 뇌하수체 호르몬의 생성과 분비를 돕는다. 만약 이가 어긋나거나 잇몸에 병이 있다거나 해서 제대로 씹지 못한다면, '힘있는 남성'에 대한 많은 남성들의 바람은 영원히 염원으로만 남을 것이다.

☀️ 최상의 컨디션 유지하기

스포츠 선수들은 시합을 앞두고 가장 좋은 신체 컨디션을 유지하기 위해 노력한다. 아무리 실력이 뛰어나다고 해고 컨디션이 나쁘면 제 실력을 다 발휘할 수 없기 때문이다. 그런데 턱관절이나 이 다물림에 문제가 있으면 아무리 애를 써도 신체 컨디션이 100%로 끌어올려지지 않는다. 그 이유는 이가 멜라토닌이라는 생체호르몬의 생성과 분비에 직, 간접적인 영향을 미치는데 있다.

멜라토닌은 생체리듬을 관장하며, 피로해소, 백내장 예방, 심장병과 암을 치료하거나 예방해주는 효과를 지니고 있다. 또 불면증을 치료해주며 노화를 막아 장수에도 큰 도움이 된다. 멜라토닌은 뇌에 있는 송과선에서 만들어져 온 몸으로 퍼진다. 이때 이의 신경은 멜라토닌이 온 몸으로 퍼져나가는 길목이 된다. 따라서 이에 문제가 있으면 신체 여러 부위로의 전달이 어려워진다.

이 다물림에 문제가 있으면 신체 스트레스가 증가하는데, 스트레스를 받으면 멜라토닌이 만들어지는 양이 급격히 준다. 멜라토닌의 양이 준다는 것은, 그만큼 우리 몸이 전신 질환에 노출됨을 뜻한다. 이 경우, 치과 치료를 통해 근본적인 문제를 없애면 다시 멜라토닌의 생성과 분비가 활발해져 피로와 만성 두통 등이 사라지게 된다.

멜라토닌은 이밖에 시차 적응에도 영향을 미친다. 많은 운동 선수들이 턱관절을 치료하고 난 후 외국에서의 시합에서 좋은 컨디션을 것도 시차적응이 빨라진 탓이다. 야구선수 박찬호와 마라토너 황영조 등이 턱관절 치료를 받았다고 전해진다.

작은 주의가 큰 사고를 막는다

운동선수들은 앞니가 많이 상해있다. 작은 부주의에서 비롯된 손상이지만, 그 결과는 돌이킬 수 없는 경우도 있다. 그러므로 사고는 미리 예방하는 것이 상책이다.

달리기나 승마를 할 때 특히 이와 머리 부분을 조심해야 한다. 앞으로 넘어진다거나 말에서 떨어질 우려가 있기 때문에 절대로 무리하게 달리지 않아야 한다. 수영장에서 다이빙을 할 때도 마찬가지이다. 물깊이가 나에게 맞는지를 미리 살펴보고 뛰어내려야 안전하다.

농구나 배구를 할 때는 다른 사람과 충돌해 골절 사고를 당할 수 있으므로 조심을 해야 한다. 야구를 할 때 포수는 반드시 캐처 마스크를 써야 하며, 축구는 공이 직접 입 주위에 닿지 않도록 주의한다. 또 하키는 앞으로 넘어져 앞니를 상할 수 있다.

그러므로 과격한 운동을 할 때는 꼭 마우스 피스를 쓰도록 하자. 마우스 피스는 탄성 있는 플라스틱이나 실리콘으로 만들어서 충격을 줄여준다.

3 겉을 보지 말고 속을 보라

　미국 피플지의 조사에 따르면, 미국 여성들이 뽑은 최고의 신랑감 1위는 조지 클루니였다고 한다. 배트맨으로 더 잘 알려진 조지 클루니는 최근 '퍼펙트 스톰'에서 강인한 성격의 선장 역을 맡아 야성미를 마음껏 뽐내기도 했다. 개리 그랜트와 클라크 케이블이 만난 듯 섹스어필한 용모와 주름진 강아지 눈, 그리고 마치 여성들의 손길을 기다리는 듯 부드러워 보이는 은회색 머리카락 등이 여성들의 호감을 끌었다는 분석이다. 그러나 정작 조지 클루니 자신은 "나는 결혼에 적합한 사람이 전혀 아니다"라는 반응을 보였다.

　우리 나라에서도 최근 비슷한 조사가 행해졌다. 섹스코미디 이프가 개봉을 앞두고 인터넷을 통해 '당신이 만약 싱글마더라면 누구의 정자를 받고 싶은가?'를 내용으로 한 설문조사를 벌인 것이다. 그 결과, 순위에 든 사람들은 대부분이 연예계의 빅 스타들이었다. 신세대들이 좋아하는 배우 유지태와 탤런트 차태현, 부동의 톱스타 한석규, 그리고 허준의 전광렬을 비롯해 가수 조성모, 서태지, 신승훈 등이 순위에 들어있었다고 한다. 스포츠 스타 박찬호 또한 순위에 올라있었다.

　여성들이 이처럼 스타를 최고의 배우자감으로 꼽는 것은 그들이 누리는 부와 명성, 그리고 화려함에 대한 동경 등이 심리 저변에 깔려있기 때문이라고 한다.

흔히 이야기되어온 일등 신랑감은 좋은 집안에 좋은 학벌, 그리고 경제적 능력이 있는 남자를 말한다. 일등 신부감이 되려면 역시 좋은 집안과 학벌, 그리고 미모를 갖추어야 한다.

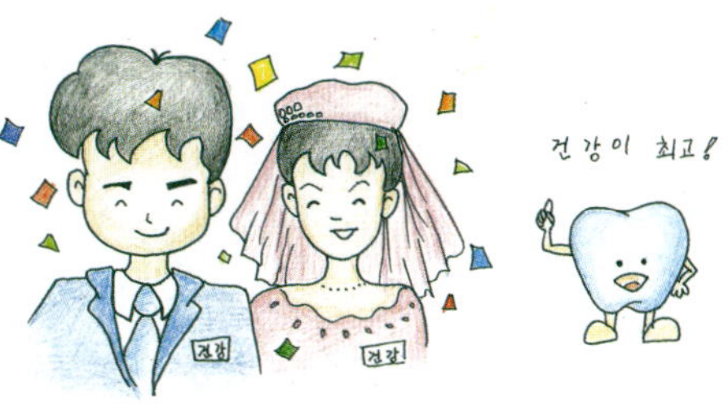

그러나 요즘 젊은이들은 배우자를 고를 때 남녀를 불문하고 상대방이 가진 경제력을 중요한 요건으로 꼽는다고 한다. 이와 같은 경향은 스스로가 직업적, 경제적으로 성공한 경우에 더 강하게 나타난다고 한다.

외모나 능력을 따지기에 앞서 사람 됨됨이와 건강을 먼저 살펴봐야 한다고 말하면 시대에 뒤떨어진 사람으로 치부되기 십상이다.

하지만 우리가 삶을 살아가는데 있어서 건강보다 더 중요한 것은 없다. 돈으로도 결코 살 수 없는 것이 있다면 그것은 바로 신체와 정신의 건강이다. 신체가 건강해야 돈을 벌 수 있고, 정신이 건강해야 돈을 제대로 다스릴 수 있다.

배우자를 고르는 것은 나머지 평생을 좌우하는 것이나 마찬가지이므로 신중을 기해야한다. 우리가 수박을 고를 때 겉모양을 보고 고르기보다는 속이 잘 익었나를 따지는 것처럼, 가장 좋은 배우자 역시 그렇게 골라야 하지 않을까 한다. 경제력과 지위, 미모 등 겉으로 드러나는 요건들도 중요하지만 그보다 더 먼저 속이 얼마나 잘 익었는가를 살펴보아야 할 것이다.

오래 전부터 혼수품목에 건강진단서를 첨부해야한다는 이야기가 있었다. 나는 여기에 한 술 더 떠서 구강건강진단서도 첨부해야 한다고 말하고 싶다. 구강 건강은 평상시의 관리로 얼마든지 지킬 수 있는 것인 만큼, 평상시의 생활습관과 성실도를 따져보는 작은 척도가 될 수 있기 때문이다.

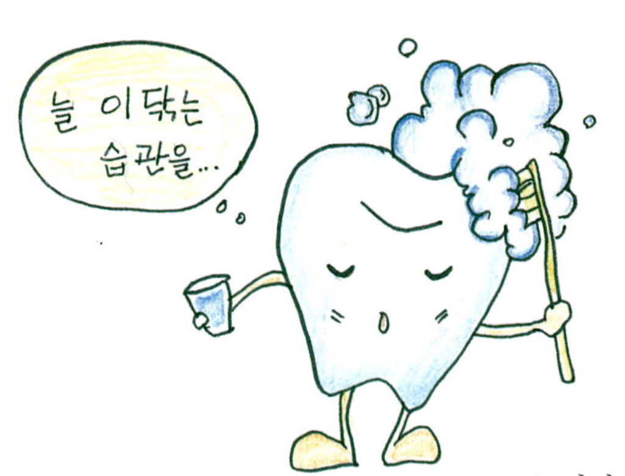

살려고 먹나, 먹으려고 사나

이는 사람의 일생 동안 건강을 좌우한다. 이가 없으면 먹을 수 없고, 먹지 않고 건강한 생활을 한다는 것은 불가능하다. 식도락가가 아니라고 하더라도 먹는 즐거움은 크다. '살려고 먹느냐, 먹으려고 사느냐' 하는 우스갯소리도 있듯이, 사는 것과 먹는 것은 동전의 양면과 같다.

우리는 평상시 이 관리를 어떻게 하느냐에 따라 앞으로의 인생을 활기차고 건강하게 보낼 수도 있고 그렇지 못할 수도 있다. 이것은 짐승들의 경우에도 마찬가지이다. 밀림의 왕이라 불리는 사자만 하더라도 이가 부러지거나 썩게되면 사냥을 할 수 없게 되므로, 평생을 굶주림 속에 살다가 비참한 말로를 맞게 된다. 집에서 기르는 개도 이를 잃어버리면 시름시름 앓다가 죽음에 이른다. 개에게 뜨거운 무를 주지 말라는 이야기도 개의 이빨을 보호하기 위해 나온 말이다. 이처럼 짐승에게서나 인간에게서나 이는 중요한 것이다.

인간이 이 관리에 신경을 써야하는 시기는 이가 나기 시작하는 7개월경부터 평생 동안이다. 평상시 가급적 단 음식을 피하고, 음식을 먹은 즉시 이를 닦는 습관을 들인다면 비교적 오래도록 건강한 삶을 누릴 수 있을 것이다.

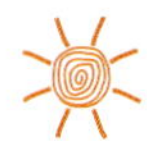 ## 심장이 나쁘면 이부터 치료하라

  장기 이식술의 발달로 요즘은 국내에서도 웬만한 병은 다 고칠 수 있다. 심장에 문제가 생긴 경우에도 장기 제공자만 있으면 이식을 할 수 있고, 성공확률도 높다. 심장 제공자는 주로 뇌사상태에 이른 사람들인데, 심장 축출을 앞두고 행해지는 것은 바로 치과 검사이다. 그 이유가 무엇일까?

  이를 보면 그 사람에게 심장병이 있는지 없는지를 판단할 수 있다. 왜냐하면 심장병을 일으키는 세균과 이에 붙어사는 세균이 같기 때문이다.

  흔히 치통을 대수롭지 않게 여기는데, 치통은 곧 몸 전체에 문제가 생길 수 있음을 암시해주는 것이다. 충치와 입 속병은 세균에서 비롯된다. 이 세균들이 혈액을 타고 심장이나 뇌로 흘러 들어가면 세균성 심내막염이나 뇌막염을 일으킨다. 또 신장으로 가면 신장염을 일으킨다. 기타 폐나 간 등, 다른 장기의 감염도 생각해 볼 수 있다.

  세균의 소굴인 치석을 없애고 플라그를 그때그때 닦아내면 적어도 세균 감염에 의한 심장병에 걸릴 확률은 줄어든다.

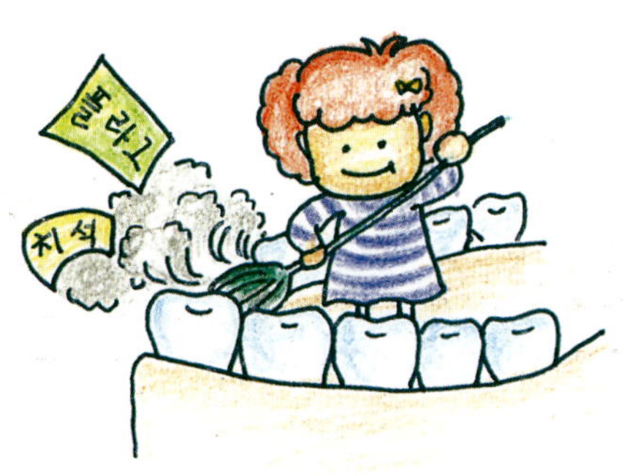

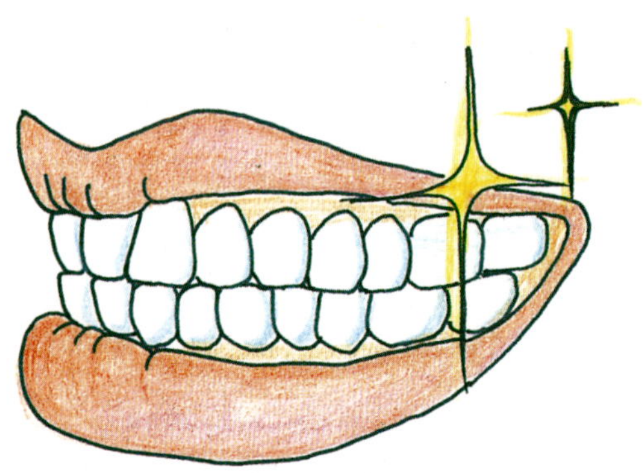

아래위가 꼭 맞게 다물려지는 이는 보기에 좋을 뿐 아니라, 건강에도 좋다. 만약 약간이라도 어긋나있으면 순환기계에 이상을 가져온다. 두통, 어깨 결림, 위장병 등이 생기는 것도 순환기계의 이상 탓이다.

이는 많이 쓰면 쓸수록 더 튼튼해진다. 오래 씹을 수 있는 음식을 많이 먹어 이와 턱을 단련시키고 간식을 줄이자. 만약 이 맞물림에 문제가 있다면 교정을 통해 바로잡도록 한다.

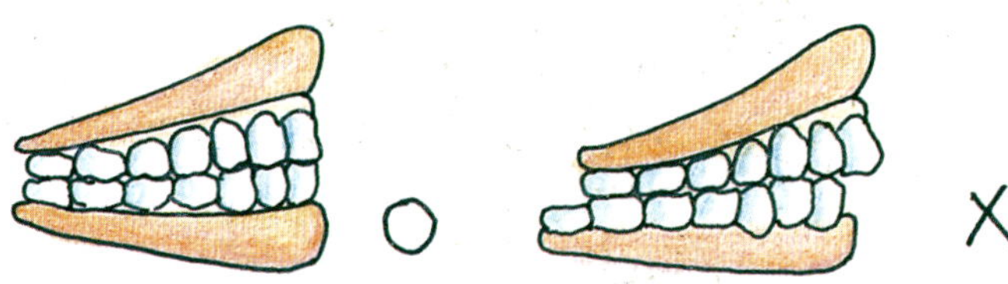

4 치아와 수명

'가타가'라는 미국 영화에서는 예측해볼 수 있는 미래사회의 모습이 그려지고 있다. 미래의 사회는 우성 인자만을 선택해 만들어진 사람들이 지배한다. 자연출생아들은 열성인자를 지녔다는 이유로 천대받으면서 살게된다. 이곳에는 가타가라고 불리우는 거대한 항공기지가 있다. 가타가에서는 수많은 젊은이들이 훈련을 받으면서 우주로의 여행을 계획중이다. 그러나 가타가는 그야말로 '완벽하게 만들어진' 인간에게만 입소자격이 주어지는 곳이다. 영화의 주인공은 열성인자를 가지고 있는 자연출생아이지만, 우주로 떠나는 꿈을 꾼다. 그리고 우여곡절 끝에 마침내 그 꿈을 이루어낸다는 줄거리다.

인간유전자의 비밀이 밝혀짐에 따라 병 없이 오래 살 수 있는 날이 머지 않았다는 기대가 높다. 영화 '가타가'에서처럼, 질병이 생길 가능성이 높은 유전정보를 가진 사람들이 사회적으로 불이익을 당한다거나 우수한 유전자만의 결합으로 '완벽한' 인간을 만들어낼 수 있는 시대가 정말 올지도 모른다.

인류의 오랜 바람이었던 불로장생(不老長生). 일찍이 진시황은 그 꿈을 실현하기 위해 방사 서복과 동남동녀(童男童女) 5백 명을 동쪽으로 보내 불로초를 구해오도록 했다. 전국시대 진나라 장양왕

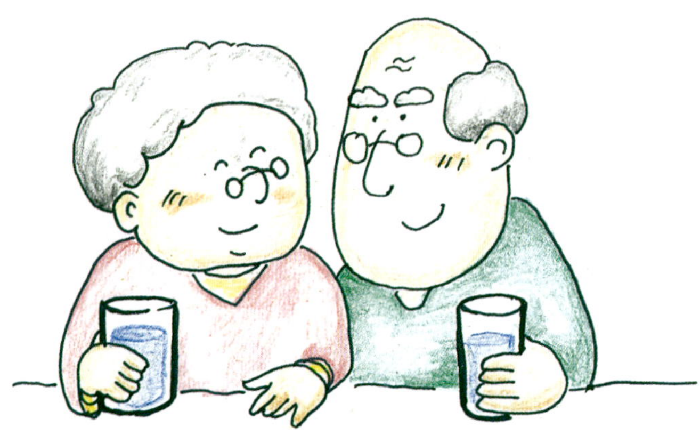

의 아들로 태어나 13세에 왕이 된 그는 강력한 일인독재체제를 세우고 중국을 처음으로 통일했다. 만리장성을 쌓고 거대한 왕궁 속에서 살면서 거의 신으로 받들어지던 그도 자연의 섭리 앞에서는 무릎을 꿇을 수밖에 없었던지, 불과 50세에 죽었다.

기록에 보면, 진시황이 불로장생의 묘약으로 여긴 것은 수은이었다. 그는 중국 전역의 수은을 끌어 모아 수은으로 연못을 만들고 수은을 먹고 발랐다고 한다. 아주 적은 량의 수은을 먹었을 때 피부가 팽팽해지는 일시적인 현상이 생기는데, 이것을 보고 곧 늙지 않는 약이라고 성급하게 믿어버린 것이다. 마침내 그는 수은중독으로 코가 썩었으며, 정신병마저 생겨 폭정에 폭정을 거듭하다가 결국 측근에 의해 살해당하였다.

지금 인류는 평균수명을 끝없이 늘려가고 있다. 소식(小食)과 규칙적인 생활을 통해서 누구나 150세까지 살 수 있다는 연구 결과가 이미 나와있으며, 생명과학 분야의 눈부신 발전은 머지 않아 영생의 보증수표를 내놓을지도 모른다.

설계도의 비밀을 밝혀낸 인간의 욕망이 조만간 거둘 결실에 대해

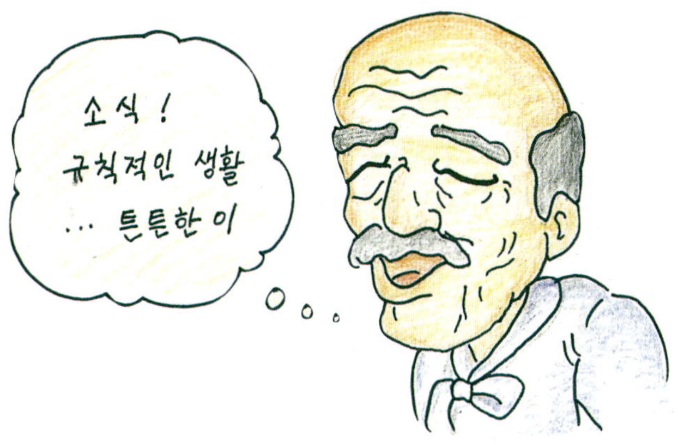

자연의 섭리에 어긋나는 행위라는 비난의 목소리와 불치병의 치료가 가능해진다는 점에서의 기대감이 묘하게 교차하고 있다. 과학적 진보가 인류의 행복으로 이어질지, 불행으로 이어질지는 결국 인간이 어떻게 그것을 이용하느냐에 달려있을 것이다.

굳이 과학의 힘을 빌지 않더라도, 건강하게 오래 살 수 있는 방법은 얼마든지 있다. 세계의 장수마을들은 대부분 문명의 혜택을 거의 받을 수 없을 정도로 오지다. 장수자들의 공통점은 부지런하고 소식을 하며, 육식보다는 해산물이나 채식을 즐긴다는 것이다. 또 이들은 모두 나이에 비해 튼튼한 이를 가지고 있었다. 실제로 이와 이 주위 조직은 뇌 활동과도 관련이 크기 때문에 이에 이상이 생기면 신체 면역력이 떨어진다. 따라서 쉽게 질병에 감염되고, 나아가 수명 단축으로 이어질 수 있다.

옛날 사람들은 이의 숫자를 보고 그 사람이 장수할지 못할지를 예측했다. 보통의 사람은 32개의 이를 가지고 있는데, 이 보다 숫자가 많으면 장수한다는 기록들이 남아있다.

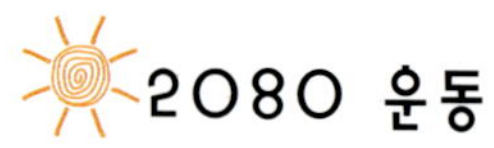

2080 운동

옛날사람들은 이의 숫자를 보고 장수를 판가름했다고 한다. 나이가 들어도 성한 이가 많으면 오래 살 수 있다고 믿었다.

최근 일본에서 벌이고 있는 2080운동도 이의 숫자를 나타낸다. 20개의 이를 80이 될 때까지 유지하자는 뜻이다. 치료학적인 의미보다는 예방학적인 의미가 더 강하다.

건강한 성인의 이 숫자는 32개다. 그러나 32개의 이를 손상됨 없이 그대로 지니고 있는 사람은 드물다. 우리 나라 사람들은 입 속 관리를 소홀히 하는 탓에, 평균적으로 40세가 되면 2.5개, 50세가 되면 7.5개의 이를 잃는다고 한다. 흔히 가장 안쪽에 있는 어금니가 먼저 빠지는데, 이것은 맨 안쪽까지 칫솔질을 잘 하기가 어렵기 때문이다. 이때부터 이를 잃는 속도는 점점 더 빨라져서 80이 되면 남아있는 이 숫자가 겨우 한 손에 꼽힐 정도라고 한다. 2080운동이라는 말이 무색할 정도의 숫자만이 남는 것이다.

그렇다고 해서 이의 수명이 반드시 나이와 비례하는 것은 아니다. 나이보다는 생활습관의 영향을 강하게 받는다. 평상시 어떤 음식을 먹느냐, 어떻게 관리하느냐, 생활습관이 어떠한가에 따라서 이의 수명은 천차만별이 될 수 있다.

젊고 아름다워지는 비결

나이가 들어서도 젊음과 아름다움을 유지하고 싶은 것이 누구나의 마음이다. 사람을 젊어 보이게 만드는 데 있어서 가장 중요한 요소는 피부상태와 표정이다.

우선, 피부는 나이가 들수록 수분이 빠져나가 탄력이 없어
진다. 젊은 시절부터 관리를 잘 해주고 매일 하루 8컵 이상의
생수를 마셔서 부족한 수분을 채우면, 나이가 들어서도 어느
정도 탱탱한 피부 상태를 유지할 수 있다. 그리고 표정은 그
사람의 마음 상태를 담아내는 것이다. 부정적인 생각을 하는
것보다는 긍정적인 생각을 하는 것이 표정을 밝게 만들어준
다.

그러나 아무리 피부가 탱탱하고 밝은 마음으로 산다고 하더
라도 이가 없는 입매를 상상해 보라. 이가 없어지면 이를 지탱
해주던 뼈마저도 무너지므로 입은 금새 쭈글쭈글해진다. 눈매
도 따라서 아래로 처져 얼굴은 곧 끔찍하게 변하고 만다.

물론 요즘은 이를 만들어서 심을 수도 있고, 기타 여러 가지
문제 해결방안이 없는 것은 아니다. 하지만 아무리 잘 만든 이
라고 하더라도 어디 원래 내 이만 할 것인가? 오래도록 젊음과
아름다움을 유지하고 싶다면 지금 당장이라도 손거울을 꺼내
입 속을 한번 살펴보자.

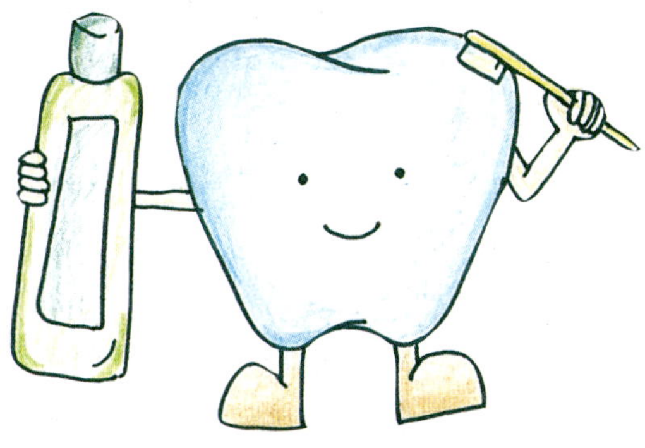

5 관상과 치아

70년대 유명한 관상가로 이름을 떨쳤던 A씨. 그는 관상을 보는데 있어서 커다란 돋보기를 이용해 입 속을 들여다보고 그 사람의 자란 환경과 현재의 위치를 정확하게 짚어냈다. 많은 사람들이 그의 그런 방법에 대해 의아해 했다고 한다. 관상이라고 하면 주로 얼굴 생김을 먼저보고, 그 다음에 손, 발의 금을 보는 것이 관례인데, A씨는 그런 관례에 따른 절차 외에도 꼭 입 속을 들여다보았기 때문이다.

사실 우리 입 속의 이 만큼 그 사람을 잘 대변해주는 것도 없다. 그 사람이 평소에 무엇을 즐겨먹는지, 어떤 습관을 가지고 있는지 등을 구체적으로 말해주기 때문이다. 관상가 A씨가 굳이 커다란 돋보기를 입에 들이댄 이유와, 정확하게 짚던 관상 독법의 비밀은 바로 거기에 있었다.

A씨는 돋보기를 통해서 먼저 이의 고르기와 색깔을 보았을 것이다. 또 당시만 해도 지금과 같이 먹을 것이 풍족하지 않은 시대였기 때문에 이 사이에 낀 음식물로 그 사람의 생활정도를 유추해 볼 수 있었을 터이다.

실제로 동양에서는 이를 운명을 읽는 중요한 요소로 보고 있다. 관상학에서는 이가 가지런하고 흰색이며, 길이가 길고 끝이 평평한 것을 길상으로 본다. 반대로, 이가 보기에 안 좋게 나면 풍파가 많고 일신이 고달프다고 한다. 들쭉날쭉하면 성질이 급하고 고집이 세며, 듬성듬성하면 가난하고 액운이 많고, 끝이 날카로우면 심성이 사납다고 보고 있다. 또 길이가 짧으면 수명이 짧고 실패수가 많으며, 뻐드렁니는 수다쟁이라고 한다. 이밖에도 용의 이빨처럼 안으로 굽어있으면 자손이 번창한다고 한다.

서양의 치의학사에도 이를 길흉의 표징으로 본 기록이 있다. 로마시대 학자 플리니(Caius Plinius Secundus 23~?)는 '갓 태어난 아이에게 이가 나 있는 경우도 있는데, 이 아이는 훗날 위인이 될 수 있으나 산모에게는 불길한 징조다. 위 오른쪽 송곳니가 2개면 미래의 행운을 약속하나 왼쪽이 그러하면 불길하다.'고 적고 있다.

이처럼 이를 운명의 척도로 본 것은 아주 오래된 일이며 동 · 서양의 공통점이다. 관상학에서 말하는 것들이 모두 맞다고 볼 수는 없지만, 공감 가는 부분이 상당히 많다.

희고 가지런한 이는 보기에도 좋지만, 그만큼 신체가 건강함을 나타낸다. 반면, 이 색깔이 누렇게 변하거나 검어지면 몸 상태가 나빠진 것을 의미하므로 건강진단을 해볼 필요가 있다. 또 이가 들쭉날쭉 하면, 음식물을 제대로 잘 씹을 수가 없으므로 급기야 영양상태가 나빠져 신경질적이 될 수 있다.

이와 같이 우리 이와 몸은 서로 밀접한 관계를 맺고 있다. 그러므로 치과의사들은 환자의 입 속을 보고 그 사람에게 병이 있는지 없는지 까지도 꼬집어낼 수 있다. 또 아예 얼굴만 보고 충치가 있는지 없는지를 척척 알아맞힌다.

사람들의 얼굴을 잘 살펴보면, 양쪽 뺨의 크기가 조금씩 다르다. 음식을 주로 씹는 쪽은 근육이 발달해서 조금 더 불룩해지기 마련이고, 잘 안 쓰는 쪽은 좀 홀쭉해 보인다. 두 뺨 중 홀쭉해 보이는 곳에 충치나 치석이 있다고 보면 거의 정확하다.

☀️ 초기의 충치는 흰색을 띤다

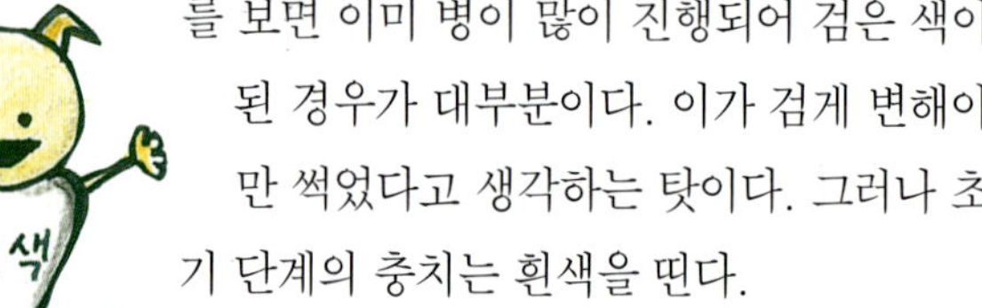

충치를 치료하기 위해 치과에 오는 환자의 이를 보면 이미 병이 많이 진행되어 검은 색이 된 경우가 대부분이다. 이가 검게 변해야만 썩었다고 생각하는 탓이다. 그러나 초기 단계의 충치는 흰색을 띤다.

평소에 이를 깨끗이 닦고 난 후 입 속을 들여다보는 버릇을 들이자. 이때 작은 손거울을 이용하면 편리하다. 만약 전체 이와는 색이 조금 달라진 곳이 있다면 충치일 가능성이 크다. 초기의 충치는 이의 표면이 아주 하얗거나 아주 약한 검은 색을 띠고 있다. 이때 이를 잘 닦아주거나 치과에서의 간단한 처치로 치료가 가능하다.

또 덴틀 플로스를 이용해 이와 이 사이를 청소할 때 실이 잘 들어가지 않거나 갈라져서 나온다면 충치일 가능성이 있다.

충치가 생기기 쉬운 어금니의 경우에는 이 표면에 실란트라는 합성수지를 발라주어 어느 정도 충치를 예방할 수 있다.

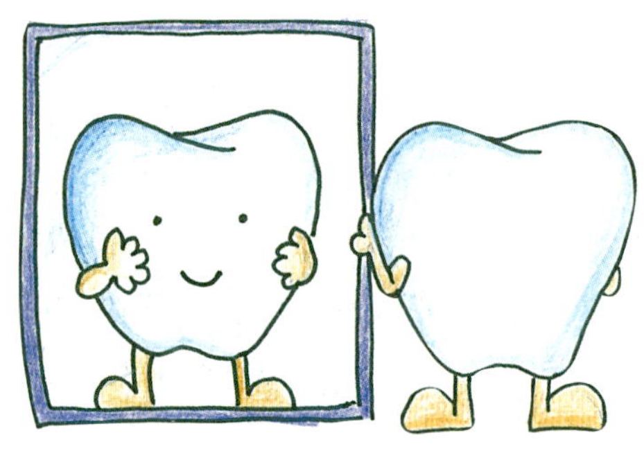

6 인공치아

일본판 고려장 내용을 다룬 '나라야마부시코'라는 일본 영화를 보면, 오링할머니가 아직도 성성한 이를 스스로 돌에 박아서 깨트리는 충격적인 장면이 나온다. 가뜩이나 먹을 것이 부족하던 시절, 춘궁기를 맞아 나머지 식구들에게 곡식 한 톨이라도 더 돌아가게 하기 위한 결단이었다. 고령인데도 불구하고 아직도 건강한 이를 지니고 있었던 오링할머니. 그녀는 "아직도 이가 그대로 있네"라는 부러움과 시샘 담긴 이웃 할머니의 말을 내심 부끄럽게 받아들였던 것이다.

우리 나라에서는 예로부터 이가 튼튼한 것을 오복(五福)의 하나로 쳤다. 특히 효(孝)를 강조하는 사회 분위기에서 노인들의 건강과 장수는 으뜸가는 관심사였고, 그 저변에는 나이가 들어서도 튼튼한 이를 갖기를 바라는 바람이 항상 깔려 있었다.

나이가 들수록 이의 중요성은 커진다. 아무리 나이가 많아도 이만 성하다면 먹는데 아무런 지장이 없고, 잘 먹을 수만 있다면 건강은 그런 대로 유지할 수 있기 때문이다.

20대 까지는 신체의 에너지가 치솟지만, 30대의 일정 시점이 되면 몸의 기가 점점 빠져나가기 시작해, 우리가 흔히 중년이라고 부르는 50줄에 들어서면 몸의 에너지가 상당부분 없어진다. 이때부터 우리 신체는 먹는 것에 많이 기대게 된다. 더불어 이는 건강을 좌우하는 절대적인 요건이 된다.

실제로 기력을 잃어가던 고령의 환자가 입 속병을 치료하거나 이를 심은 후에 건강이 회복되었다는 임상자료가 많다. 이것만 보더라도 '신체 건강=치아 건강'이라는 등식은 성립되고도 남음이 있다.

만약 영화 나라야마부시코의 배경이 우리 나라였다면 어땠을까? 옛날 이야기의 전개방법으로 볼 때, 당연히 주인공은 늙은 어머니가 아니라 맏아들이 되었을 것이다. 그리고 그 아들은 부모에게 곡식 한 톨이라도 더 올리기 위해 자신의 이를 깨트렸을 것이다. 춘궁기에 먹을 것은 없고, 배가 고파 늙은 어머니가 실성을 하자, 급기야 어렵사리 얻은 자신의 어린 아들을 푹 고아서 갖다드렸더니 늙은 어머니의 혼미하던 정신이 제자리로 돌아왔다는 옛날 이야기도 있지 않은가 말이다.

이제는 옛날 이야기에서처럼 먹을 것이 없어서 부모나 자식 누구라도 자신의 성한 이를 스스로 부러트리는 어리석음을 범할 이유가 없어졌다. 우리는 먹거리가 도처에 깔려있고, 건강만 허락한다면 사시사철 원하는 것을 먹을 수 있는 시대를 살고 있다. 평상시의 관리 여하에 따라서 오복 중의 하나라는 치복(齒福)을 누릴 수도 있고 못 누릴 수도 있다.

설령 그 동안 이 관리가 좀 부실하였다고 하더라도 만회할 수 있는 방법은 많다. 이가 없으면, 틀니를 할 수도 있고 새로 이를 심을 수도 있게 되었다.

과거에는 이 하나를 잃으면 주로 브리지나 부분틀니를 하였지만, 요즘은 인공 치아를 심는 것이 많이 권장된다. 잇몸 뼈 부분에 티타늄으로 만들어진 이뿌리를 심어서 천연 이처럼 만드는 것이 인공 치아의 원리이다. 그야말로 복(福)도 스스로 만들어 가는 시대인 것이다.

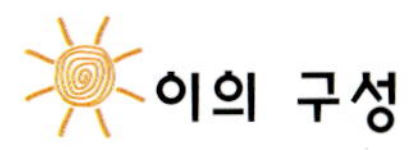

이는 에나멜질, 상아질, 시멘트
질, 그리고 치수로 구성되어있다.
제일 표면에 있는 에나멜질은 단단
하고 석회화가 잘 되어있는 부위다.
단단하기가 6~8도로서 수정, 황옥
과 비슷할 정도로 단단하다. 상아질
은 에나멜질 보다 부드럽고 탄력이
있고, 시멘트질은 뼈처럼 단단하다.
이의 가장 안에 들어있는 치수는
90%의 물과 혈관, 그리고 신경으
로 구성돼 있다.

이는 칼슘과 인, 나트륨, 칼륨, 마
그네슘, 염소, 유황, 아연, 나트륨,
칼륨, 마그네슘, 염소, 유황, 아연,
철, 불소와 같은 무기성분으로 이루
어져 있는데, 이중 가장 중요한 것
은 불소이다. 불소는 에나멜질에 약
0.01%, 상아질에 0.02%가 함유돼
있다. 불소를 먹고 발라도 충치 예
방에 도움이 된다.

이에 들어있는 유기성분은 주로
젤라틴, 콜라겐, 케라틴과 같은 단
백질이다. 이들은 각종 성분들을 붙
이는 접착제 구실을 한다. 이는 나
이가 들면서 점차 석회화 된다.

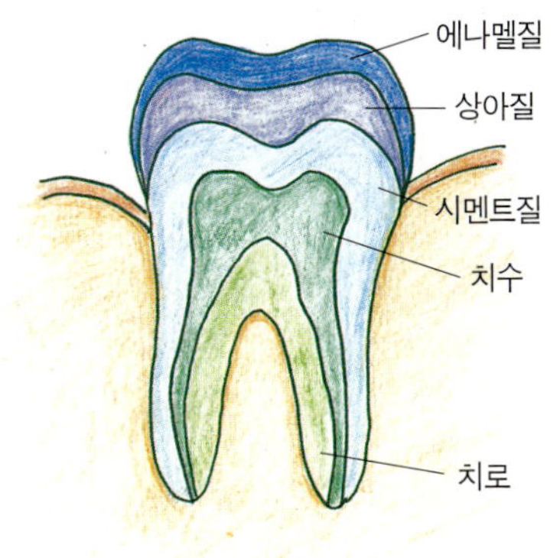

▲ 건강한 이

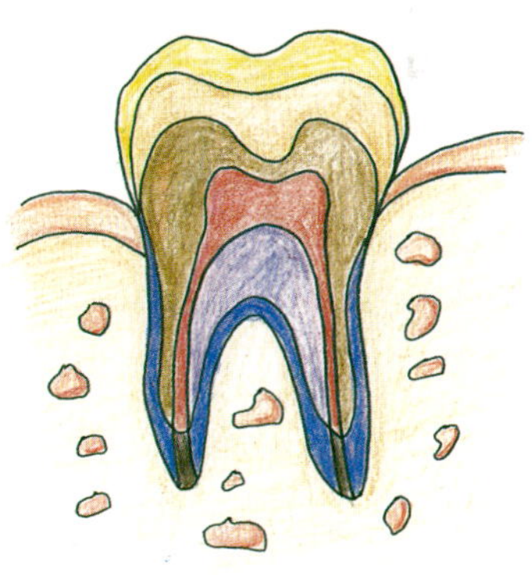

▲ 손상된 이

33

7 비만과 치아

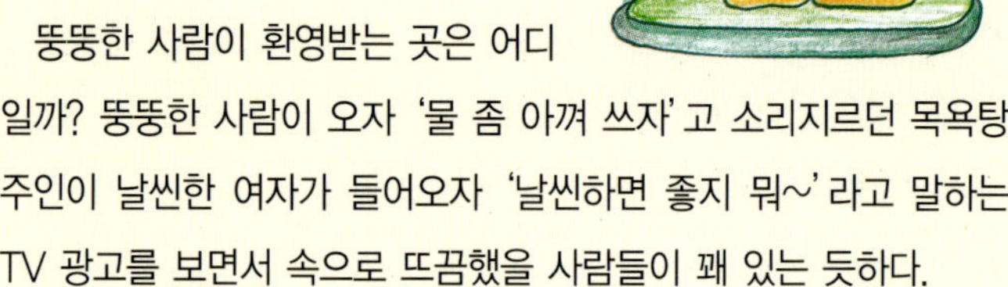

　뚱뚱한 사람이 환영받는 곳은 어디
일까? 뚱뚱한 사람이 오자 '물 좀 아껴 쓰자'고 소리지르던 목욕탕
주인이 날씬한 여자가 들어오자 '날씬하면 좋지 뭐~'라고 말하는
TV 광고를 보면서 속으로 뜨끔했을 사람들이 꽤 있는 듯하다.

　비만환자들을 바라보는 사회의 시선이 갈수록 곱지 않아지고 있
다. 얼마 전 지나치게 뚱뚱한 사람은 2좌석을 예약해야한다는 한
항공사의 공식 결정이 있었고, 어쩌면 앞으로 동네 극장에서도 뚱
뚱한 사람에게는 반드시 의자 2개가 연결된 연인석을 끊도록 할는
지도 모른다. 과거 유복함을 상징하던 살이 그야말로 이제는 처치
곤란한 비계덩이로 천대받는 시대가 되었다.

　비만은 게으름과 무절제의 결과물이라는 게 전반적인 생각이다.
티브이나 영화를 보면, 탐욕스러운 대식가는 거의가 뚱뚱한 사람들
이며, 매력적이고 이상적인 사람들은 모두 날씬하고 탄탄한 체격을
가지고 있다. 너무 살이 쪄서 이혼까지 당했던 독일 외무장관 요쉬
카 피셔는 이를 악물고 매일 뛰고 또 뛴 끝에 결국 다시 예전의 날
씬한 몸매를 되찾아 제2의 인생을 누리고 있다는 외신도 있다.

　현대인들이 싸우고 있는 가장 큰 적은 비만이다. 다이어트 산업
이 불황을 모르고 번창하고 있고, 살을 빼기 위해 투자하는 개개인

의 노력과 시간은 놀라울 정도다. 오늘날 비만이 사회문제로 떠오르게 된 가장 큰 이유는 식습관과 생활습관의 변화이다. 즉, 과거에 비해 열량과 지방질이 높은 식품과 인스턴트를 많이 먹는 대신, 개인의 신체 활동량은 눈에 띄게 줄어든 때문이다.

우리 정부가 내놓은 2010년 보건복지의 청사진을 살펴보면, 2000년 23.5%를 차지하는 비만율을 2010년에는 19.0%로 낮추겠다는 조항이 들어있다. 이는 비만이 더 이상 개인의 문제가 아니라 전 사회적, 국가적 건강을 위협하는 요인으로 받아들여지고 있음을 말한다. 현재 우리 나라 어린이 5명 중 1명은 뚱뚱하다고 한다. 서울시교육청의 발표에 의하면, 청소년들의 경우 체중이 표준치보다 50%이상 초과하는 고도비만이 최근 2년 사이에 4배 가량 증가되었다고 한다.

어른 비만은 지방세포의 크기가 커지는 것이지만, 청소년 비만은 지방세포의 수가 늘어나기 때문에 더 문제가 된다. 다이어트를 통해 세포의 크기는 줄일 수 있을지언정 수를 줄일 수는 없기 때문이다. 또 비만아들은 나중에 비만어른으로 연결될 뿐 아니라 고지혈증, 지방간과 같은 성인병을 앓을 수 있다.

전문가들은 비만을 막기 위해서는 인스턴트나 육류를 적게 먹는 대신 과일과 채소를 많이 먹고, 아침을 매일 챙겨먹을 것이며, 티브이 보는 시간을 줄이고, 가벼운 산책이나 운동을 꾸준히 하라고 조언한다.

별로 환영받을 곳이 없는 비만아지만, 치과에서만큼은 예외이다. 왜냐하면, 비만아는 충치가 잘 안 생기기 때문이다. 얼굴이 통통한 어린이 역시 충치가 없다. 대부분의 비만아나 통통한 얼굴의 아이들은 침샘이 발달되어있고, 자꾸 분비되는 침은 충치의 발생을 사전에 막아준다. 한 쪽을 막으면 다른 쪽을 열어두는 신의 섭리가 여기에도 작용하는 것이다.

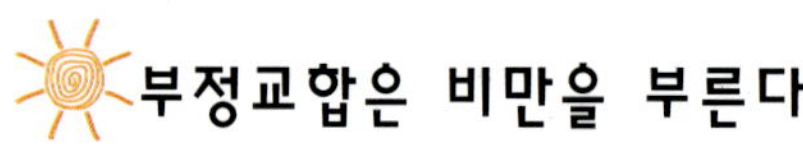
부정교합은 비만을 부른다

비만이 문제시되는 가장 큰 이유는 고혈압, 동맥경화, 당뇨병 등의 성인병이 쉽게 올 수 있기 때문이다. 뚱뚱한데다 이의 맞물림까지 이상이 있다면 특히 동맥경화증과 같은 혈관질환이 올 우려가 몇 배로 높아진다.

몸이 뚱뚱해지거나 담배를 피우거나 술을 많이 마시면 유해콜레스테롤은 점점 더 많이 혈관 벽에 쌓인다. 스트레스를 많이 받아도 체내의 유해콜레스테롤 양은 늘어난다. 따라서 이 맞물림에 문제가 있으면, 부신피질에 스트레스가 가해지고, 우리 몸은 더 많은 호르몬을 만들어내느라 더 많은 콜레스테롤을 필요로 하게 된다. 즉, 몸의 균형이 깨어지므로 유해콜레스테롤로부터 놓여날 수 없게 되는 것이다. 그렇다고 해서 콜레스테롤을 낮추는 약을 먹을 수도 없다. 왜냐하면 호르몬 생성에 문제가 생기기 때문이다.

부정교합과 비만이 겹친 경우에는 우선 치과 치료를 먼저 받아야 한다. 그리고 유해콜레스테롤을 잡아먹는 이로운 콜레스테롤의 양을 늘리기 위해 규칙적인 운동을 하고 과음과 과로를 피한다. 또 동물성 지방을 적게 먹고, 신선한 녹황색 채소와 무기질이 풍부한 음식을 주로 먹도록 한다.

찐데 또 찌는 악순환을 막자

체중이 느는 것은 반사신경의 발달과 함께 일어난다. 그러나 체중이 급작스레 늘어나면 반사신경의 발달이 미처 체중증가를 따라잡지 못해 균형이 깨어진다. 따라서 반사신경이 상대적으로 둔해져 걸핏하면 넘어지는 등, 돌발상황에 즉각 대처 할 수 없게 된다.

뚱뚱해진다는 것은 몸 속에 남는 당분이 너무 많다는 것이다. 당분은 산성을 띤다. 몸 속에 남아도는 당분으로 인해 체액이 산성화되고, 이 과정에서 뼈의 칼슘이 빠져나가므로 뼈가 약해져 툭하면 부러진다.

열량과잉이 되지 않기 위해서는 적당량을 먹고 운동을 많이 하는 것이 가장 좋은 방법이다. 식사 후에는 반드시 이를 닦는 습관을 들이면 비만과 충치를 동시에 예방할 수 있다.

대부분의 비만은 운동부족에서 오는 것이다. 살이 찌면 몸 움직임이 둔해지므로 더더욱 운동을 하지 않게 된다. 그래서 살이 찐데 또 찌는 악순환이 계속되는 것이다.

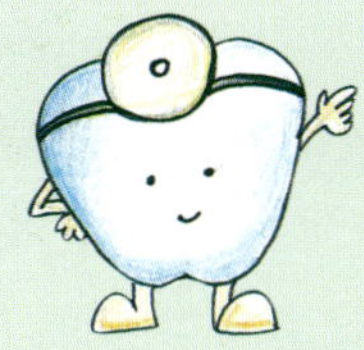
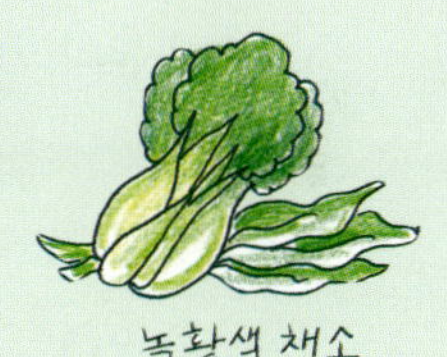

비만을 막는 식생활

녹황색 채소

비만을 막으려면 하루동안 먹는 식사 량이 일일권장량을 넘지 않아야 한다. 배가 부를 때까지 먹지 말고, 약간 모자라듯 먹는 것이 열량과잉을 방지하는 방법이다.

<일일권장량>
★ 성인 남자 총2500칼로리　★ 성인 여자 총2000칼로리

<식탁 구성>
쌀 → 잡곡, 육류 → 생선과 채소, 간식 → 신선한 과일,
인스턴트→ 자연식으로 교체

비만도 측정법

BMI = 체중(kg) / 신장(m)2

BMI(Body Mass Index, 체질량 지수)는 의학적으로 저체중, 정상체중, 과다체중, 비만을 나누는 지표이다. BMI가 18.5보다 적으면 저체중, 18.5 ~ 24.9사이면 정상체중, 25.0 ~ 29.9사이면 과체중으로 본다. 이때부터는 고혈압 등 성인병에 걸릴 위험이 높아진다. BMI가 30.0 ~ 34.9사이면 1단계 비만으로 보고, 발병률이 높을 것으로 본다. BMI가 35.0 ~ 39.9사이면 2단계비만으로 보고, 발병률은 매우 높은 위험단계로 본다. 그리고 BMI가 40.0이상이 되면 3단계비만으로 보며, 발병률이 극단적으로 높은, 극심한 위험단계로 본다.

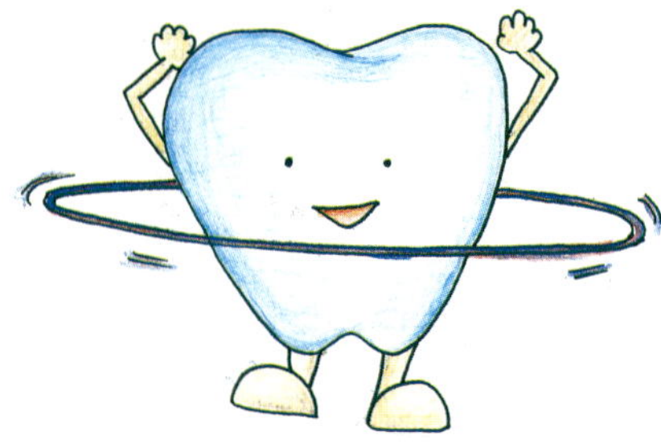

8 평균수명과 틀니

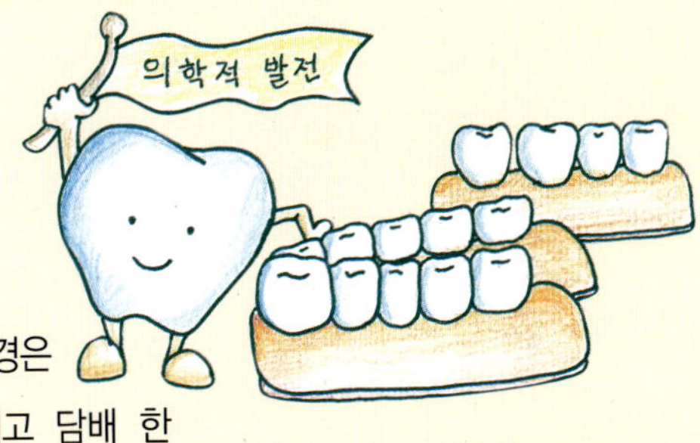

어느 직장이나 점심 시간 풍경은 비슷비슷하다. 막 식사를 끝내고 담배 한 개피를 피워 물거나 자판기 커피 한잔을 마시면서 가벼운 이야기를 나눈다. 그리고 그 중 일부는 업무가 시작되기 전에 볼일을 보거나 칫솔질을 위해 화장실로 향한다. 화장실에서 누군가는 농담을 섞어가면서 볼일을 보고, 또 다른 누군가는 이를 닦고, 또 다른 누군가는 세면대 한쪽에서 뭔가를 빼서 열심히 닦는다. 그 뭔가는 바로 틀니다. 우스운 이야기지만, 매일같이 연출되는 점심시간 풍경이다.

자신이 틀니를 하고 있다고 드러내 말하는 사람은 없지만, 직장 동료들은 은연중에 그 사실을 알게 된다. 가족이 아니면 좀처럼 보기 어려운 틀니 세척과정을 매일같이 보는 탓이다.

스웨덴에서는 완전틀니가 사라진지 이미 오래고, 장애자올림픽에 틀니시술자를 넣어야한다는 이야기까지 나오고 있다고 한다. 그럼에도 불구하고 틀니는 지금까지 명실공히 대체이빨로서의 역할을 톡톡히 해왔고, 지금도 해내고 있다. 수많은 직장인들이 부분적으로나마 틀니를 착용하고 열심히 생업에 전념하는 것이 그 사실을 입증하고 있다.

지난 100년간 의학적 진보를 거듭해온 인류는 30년이나 더 오래 살 수 있게 되었다. 1900년에 집계된 인류의 평균수명은 47.3세였으나, 1999년 조사에 의하면 77세로 늘어났다.

100년 전 사람들의 생명을 위협하는 가장 무서운 질병은 폐렴이나 결핵이었다. 6명에 1명 꼴로 이런 병에 걸려 목숨을 잃었으며, 매독이나 임질과 같은 성병도 많은 이들의 목숨을 앗아갔다. 그러나 페니실린과 항생제의 개발로 이들 병은 난치병 대열을 벗어난 대신, 암과 에이즈가 신종 난치병으로 자리를 잡았다.

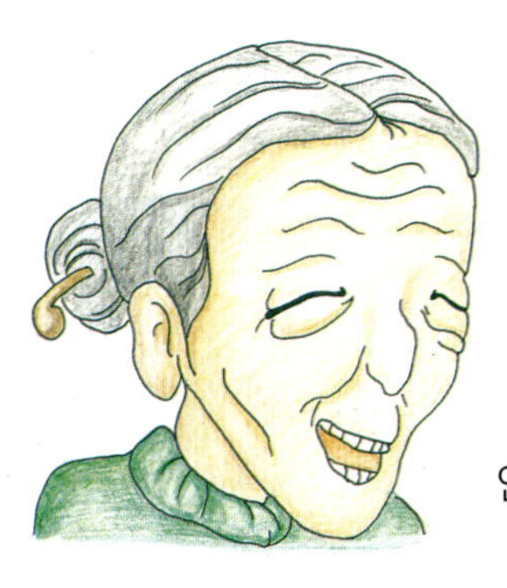

그 사이에 인류는 체격도 커져서 우리 나라 사람들의 경우, 1913년 당시 성인남자는 평균신장161~162cm에 55~56kg, 성인여자는 147~148cm에 45~46kg이었으나, 1998년에는 남자 평균신장 173.4cm에 66.7kg, 여자 평균신장 160.4cm에 55.7kg인 것으로 조사됐다. 키는 약 10.5cm, 몸무게는 약 10kg 늘어난 것이다.

지난 100년간 이처럼 진전을 거듭해온 인류는 현재 새로운 경향을 맞고있는데, 사회의 급속한 노령화가 바로 그것이다.

2차 세계대전 이후 출생률은 준데 반해, 사망률은 눈에 띄게 낮아져 전세계의 노령화가 빠르게 진행되고 있는 것이다. 우리 나라의 경우, 1995년 5.9%이던 65세 이상 노령인구가 2000년에는 7.1%로 늘어났으며, 2020년에는 13.2%에 이를 것으로 전망되고 있다. 이처럼 평균수명이 늘고 노령인구가 급격히 늘고 있는 것은 그 동안 의학적 발전과 더불어 영양상태가 좋아졌음을 뜻한다.

그러나 만약 틀니라는 것이 없었다면, 아무리 의학적인 진보가 이루어진다고 하더라도 평균수명의 연장이나 신체 영양상태의 개선은 어려웠을는지 모른다. 또한 발치는 난치병을 부르는 최대 요인으로 자리잡았을 것이다.

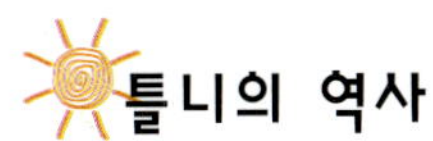

틀니의 역사

　고대인들은 치통을 악마의 소행으로 보았다. 따라서 치료법도 주로 주술을 통해 악마를 퇴치하는 것이었다. 로마제국의 쇠망과 함께 유럽의 치과 위생도 급격히 쇠퇴하였다.

　이탈리아에 살던 에토르리아인들은 충치를 뽑고 그 자리에 틀니를 해 넣을 정도로 발달한 치의술을 가지고 있었다. 틀니는 상아나 뼈로 만들었으며, 브리지는 금으로 해 넣었다. 또 사람이 죽으면 건강한 이를 뽑아서 귀족들의 틀니를 만드는데 사용하였다.

　프랑스혁명 무렵에는 '이 도둑'이 성행했다. 이 도둑은 전쟁에서 부상당한 병사의 이를 몰래 뽑아 팔았는데, 그 결과 유럽인들은 '워털루', 미국인들은 '독립전쟁'의 의치를 꼈다. 그러나 도자기 이의 출현으로 이런 이 도둑은 사라졌다.

　19세기에 들어와 치과의사에 의해 마취약이 개발됨으로써 통증 없이 이를 치료하는 신기원이 열렸다. 20세기에 들어와 플라스틱의 출현으로 의치는 한결 보기가 좋아졌다.

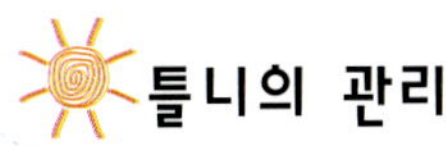

틀니의 관리

　틀니를 제대로 관리하지 않으면 구내염이 생길 수 있다. 음식을 먹은 후에는 이를 닦듯이 틀니도 곧 빼서 닦아주어야 한다. 닦을 때는 틀니 전용칫솔에 전용세제를 묻혀서 닦아야 하지만, 경우에 따라 물 속에서 비눗물로 닦아도 괜찮다. 단, 치약으로 닦으면 틀니가 빨리 닳아버릴 수 있으므로 피하는 것이 좋다.

밤에 잘 때는 잇몸도 쉬어야 하므로 빼서 물에 담가두었다가 아침에 끼는 것이 원칙이다. 하지만 잘 때 호흡곤란을 느끼는 사람은 끼고 자도록 한다.

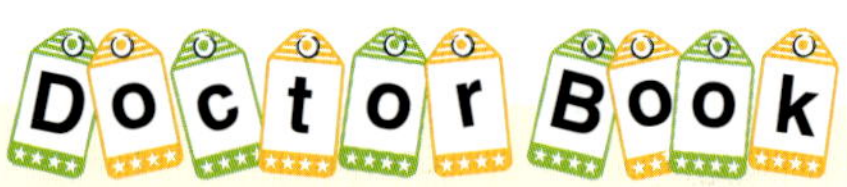

아폴로니아 임금은 닛(齒) 금에서 유래

신라시대에는 임금을 이사금(尼師今)이라고 불렀다. 이사금은 원래 니사금(닛금의 이두식 표현)이다. 닛금은 닛(齒)의 금(자국)을 나타내는 것으로, 음식을 물었을 때 나타나는 이 자국을 말한다. 삼국사기의 유리니사금(서기 24~57년)편에 보면 신라 성덕왕 때의 대학자인 김대문이 '니사금은 본래 우리말로 닛금을 뜻하며, 남해왕이 돌아가시면서 아들 유리와 사위인 탈해에게 너희 박, 석씨 중에 연치(이의 개수)가 많은 사람이 왕위를 이으라고 한 까닭에 니사금이라고 부르게 되었다.'는 기록이 나온다. 이로 미루어 왕을 뽑을 때 떡을 물게 한 다음, 이의 수를 헤아려 그 숫자가 많은 사람에게 왕위를 계승했음을 알 수 있다. 즉, 충치나 풍치 등으로 이를 잃어버린 사람보다는 이가 건강한 사람이 왕이 될 수 있었다.

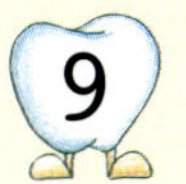 # 9 가장 오래 남는 것

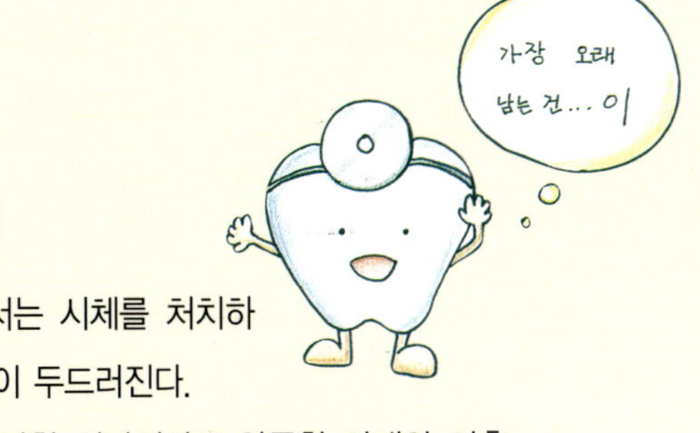

　헐리웃 영화 '나인야드'에서는 시체를 처치하는 과정에서 치과의사의 활약이 두드러진다.

　오즈는 마음은 착하지만 가난한 치과의사로 악독한 아내와 이혼하는 것이 소원이었다. 옆집에 전대미문의 킬러 조지 튤립이 이사 오면서 그는 우연히 갱들의 암투에 휩싸이게 된다. 그리고 사랑하는 여자의 생명을 구하기 위해 그는 기꺼이 조지를 돕는다. 시체의 이를 몽땅 뽑아낸 후, 조지의 이 구조와 꼭 같이 만들어준 것이다. 그 시체는 다른 시체들과 함께 불태워지고, 조지는 서류 상 죽은 것으로 처리됨으로써, 일체의 감시로부터 벗어나게 된다. 경찰이 불탄 현장에서 죽은 사람들의 신원을 확인하는 데 사용한 것은 바로 시체의 이 구조를 본뜬 것이었다.

　사람이나 짐승이나 형체를 알아볼 수 없을 정도로 타버린다고 해도 이만은 불에 타지 않고 남는다. 짐승은 죽은 후 가죽을 남기고 사람은 이름을 남긴다고 했지만, 가죽이나 이름보다 더 오래 남는 것이 있다면 그것은 바로 이다.

　박물관에 가면, 뼈조차 삭아 뭉개진 시신의 형태에도 불구하고 이만은 고스란히 남아 전시되고 있는 것을 우리는 보게 된다. 그리고 이의 생김새와 구조는 그 사람의 생전 모습을 추정케 하는 귀중한 단서가 된다.

이는 또 야수성과 공격성을 상징하기도 한다. 명화 중에는 이가 드러나 있는 그림이 거의 없다. 그러나 피카소의 걸작 게르니카(1933년)에 등장하는 인물들과 짐승들은 이 전체를 다 드러내고 있다. 배경을 모르고 본다고 하더라고 왠지 섬뜩함과 참혹함이 느껴진다. 흑과 백으로만 처리된 화면도 화면이지만, 그 섬뜩함의 본질은 등장인물들이 환하게 드러내고 있는 이에 있다.

그림의 배경이 된 게르니카는 인구가 7천명밖에 안 되는, 스페인의 한 작은 마을이다. 스페인의 반란군 프랑코는 히틀러와 무솔리니 등의 지지에 힘입어 스페인의 수도 마드리드를 점령하고 게르니카라는 작은 마을에까지 무차별 폭격을 퍼부었다. 마침 그날은 게르니카의 장날이어서 가까운 농촌 사람들까지 떼죽음을 당했다. 스페인 내란은 오래도록 계속되었고, 앙드레지드와 같은 대문호도 스페인으로 날아와 펜 대신 총을 들고 싸웠다.

그러나 피카소는 총 대신 붓으로 그날의 악몽을 그대로 재현했다. 이 그림은 프랑스에서 열린 만국전람회에 전시되었고, 이후 미국에서도 전시되었다. 결국 전세계 사람들의 지지를 이끌어냈고, 스페인 내란은 반란군의 패배로 끝났다. 자칫 역사책 속에 몇 줄 기록으로만 남을 뻔했던 당시의 참혹함을 피카소는 생생하게 그려 후세에까지 알리는데 성공했다.

어떤 극한 상황에 가 닿으면 우리는 자신도 모르는 사이에 이를 드러낸다. 생명을 위협받는 순간, 잊고있던 동물적인 본능이 은연 중 밖으로 드러나는 것이다. 이는 생명이 꺼지고 난 다음에도 오래도록 생명체의 흔적으로 남는다. 이것은 인간이 마지막까지 버려서는 안될 자존심이 아닐까 한다.

이는 인간이 인간답게 살고자 하는 마지막 저항의지이자, 두고두고 남길 삶의 흔적이다. 우리가 건강하고 깨끗하게 이를 관리해야 하는 이유는 바로 그 때문이다.

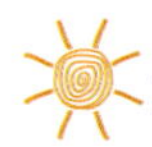
평생을 끌고 가는 습관

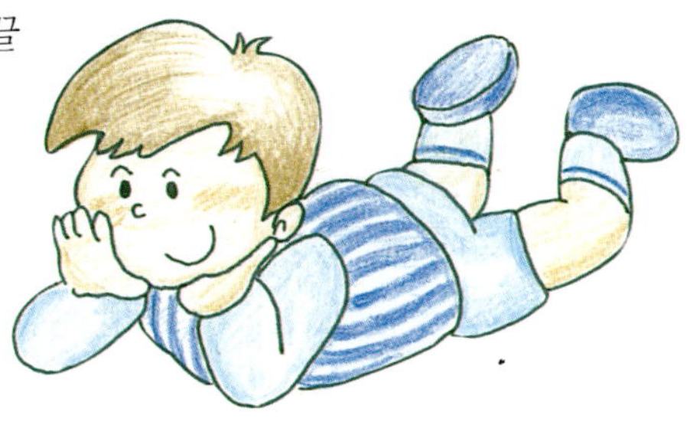

습관은 그 사람의 평생을 끌고 간다. '세살 버릇 여든까지 간다'는 속담이 그저 나온 것이 아니다. 어린 시절의 습관이 그 사람의 미래를 바꾸어놓을 수도 있다.

특히 어린 시절의 잘못된 습관으로 이의 교합이 나빠지면, 일찍 교정을 해주지 않는 한 평생을 콤플렉스와 신체적인 고통 속에서 살아야 한다. 그러므로 나쁜 습관은 일찍 고칠 수 있도록 어른들이 도와주어야 한다.

젖니가 빠지고 영구치가 날 무렵에는 아이에게 각별한 관심을 가지고 습관적인 행동을 고칠 수 있도록 유도해야 한다. 혀를 자주 내밀거나 입술을 깨물거나 뺨을 깨무는 행동이 지속되면 부정교합이 될 수 있다. 또 비염이나 축농증이 있어서 자꾸 입으로 숨을 쉬면 아래턱이 내려가고 머리가 뒤로 젖혀져 이가 들쭉날쭉해진다. 턱을 괴는 버릇에 의해 아래턱뼈가 앞으로 자라게 된다. 옛날 사람들이 턱을 괴면 복이 나간다며 아이들이 턱을 못 괴도록 막은 것도 다 이유가 있어서였다.

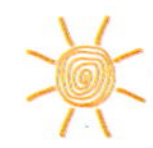
턱 괴는 버릇이 악관절증 부른다

턱은 이를 사용하는데 있어서 아주 중요한 부위이다. 이가 아무리 건강하다고 해도 턱에 문제가 생기면 제 기능을 발휘할 수 없다. 간혹 입이 잘 벌어지지 않는다거나 소리가 나거나 턱의 아픔을 호소하는 경우가 있는데, 이는 악관절증일 가능성이 크다.

악관절증은 턱 관절에 강한 힘이 가해져 손상을 입거나 뼈의 변형에서 비롯된다. 또 오랫동안 음식을 한쪽으로만 씹으면 턱의 근육이 비정상적으로 발달해서 문제가 생기기도 하며, 관절과 근육 모두가 잘못되어 이상증세가 나타나기도 한다.

악관절증은 대부분 가만히 있으면 안 아프다가 음식을 씹을 때나 턱을 움직일 때, 혹은 입을 크게 벌릴 때 아프다. 턱을 움직일 때 소리가 난 뒤에 갑자기 입이 잘 벌어지지 않게 되었다면 턱관절 디스크에 문제가 생겼을 수 있다. 음식을 씹거나 입을 크게 벌릴 때 귀밑이나 턱관절에서 소리가 나는 것은 아주 흔한 증상이다. 이것은 턱관절 디스크의 자리가 약간 옮겨지거나 변형된 데서 비롯된다.

악관절증은 어느 날 하루아침에 생기는 병이 아니다. 자신도 모르는 사이 조금씩 진행되어 증세가 나타나므로 평상시 턱과 이와 관련된 나쁜 습관이 생기지 않도록 주의해야 한다. 예를 들면, 턱을 자주 괸다거나 수화기를 턱에 끼고 전화를 받는 것 등 사소한 생활 습관이 악관절증을 불러올 수 있다. 또 지나치게 힘을 주어 음식을 씹거나 이를 악무는 것도 피해야 한다.

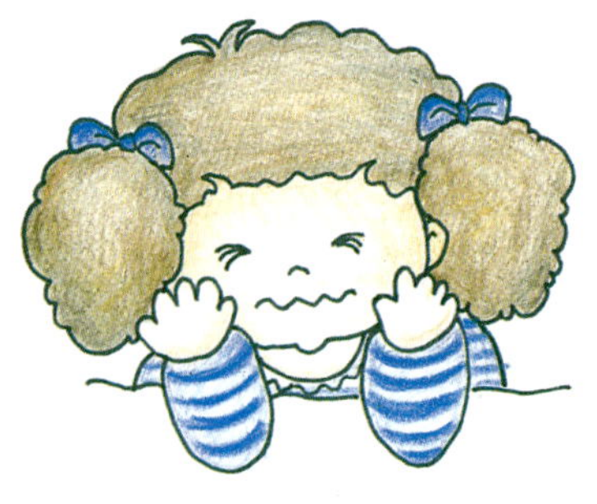
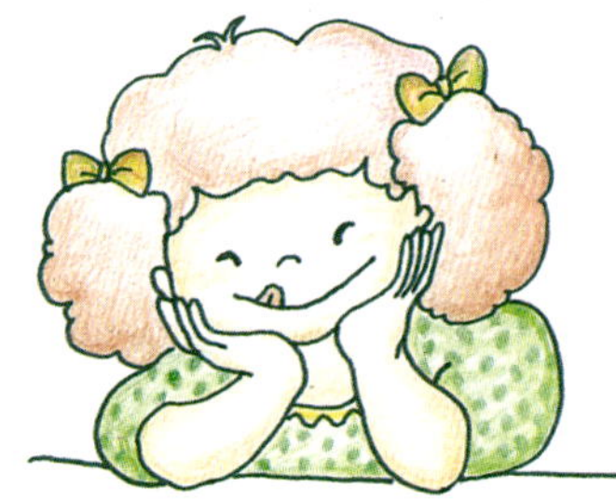

PART 2

미인의 기본조건, 희고 가지런한 이(齒)

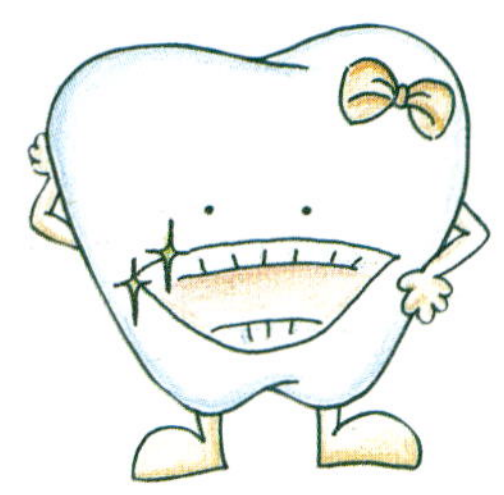

1 미인과 치아

과거에는 미인의 얼굴을 표현하라고 하면 흔히 반달 같은 눈과 마늘쪽 같은 코, 앵두 같은 입술과 계란 같은 얼굴형을 들었다. 이것을 상상해보면, 작고 단아한 이목구비가 그려진다.

미인의 얼굴은 관상학적으로도 좋은 운을 거느리고 있다. 반달 같은 눈은 검고 길고 그윽한 듯 하면서도 초롱초롱하게 빛이 난다. 깊은 눈 속에 드리운 맑고 검은 눈동자는 총명함과 센스를 내비치며, 아름다운 모양새는 미래에 부귀를 가지고 온다고 하였다.

마늘쪽 같은 코는 색깔이 전체적으로 깨끗하고, 너무 크거나 작지 않으면서 휘거나 굽어짐 없이 곧고 바르며, 끝 부분은 도톰한 모양새를 하고 있다. 앵두 같은 입술은 작고 도톰하면서 꼭 다물어져 있고, 빛깔은 선명하게 붉다.

꼭 다물린 입 속에 든 치아는 깨끗하고 흰색을 띄어야 하는 것으로 되어있다. 옛 고사성어에도 보면, 단순호치(丹脣皓齒), 즉 '붉은 입술에 흰 치아'를 갖추어야 미인이 될 수 있다고 하였다.

예로부터 흰 치아는 미인의 큰 조건이었다. 문화적 전성기를 누렸던 로마시대에는 치아 표백을 위해 무화과 열매를 태워서 가루를 낸 뒤에 꿀과 감송향을 섞어서 발랐다는 기록이 남아있다.

성서에는 더 구체적인 미의 조건이 담겨져 있다. 구약성서 '아가서'에서 솔로몬 왕은 사랑하는 여인의 아름다운 자태를 다음과 같이 노래하고 있다. '나의 사랑하는 자는 내게 엔게디 포도원의 고벨화 송이로구나…내 사랑아, 너는 어여쁘고 어여쁘다. 네 눈이 비둘기 같구나…네 입술은 홍색 실같고 네 입은 어여쁘고 너울 속의 네 뺨은 석류 한 쪽 같구나…네 이는 목욕장에서 나온 암양떼 곧 새끼 없는 것은 하나도 없이 각각 쌍태를 낳은 양 같고…'

사막에 피는 꽃인 고벨화는 덤불식물로서, 달걀 모양의 잎사귀에 흰 꽃이 핀다. 이 꽃은 향기가 아주 좋아 옛날부터 화장품의 재료로 쓰였다. 클레오파트라도 고벨화 색소로 만든 메니큐어를 발랐다고 하며, 여자들은 머리카락을 염색할 때 이 색소를 사용하였다. 지금도 아랍의 백화점에서는 고벨분을 팔고 있다.

바로 이 고벨화처럼 미인은 귀하고 향기로운 자태를 지니고있으며, 눈은 비둘기의 눈처럼 검고 총명함으로 빛난다. 뺨에는 석류의 진홍빛이 감돌며, 입술은 홍색 실같다. 그리고 입 속의 이는 목욕장에서 갓 나온 암양떼처럼 희고 깨끗할 뿐 아니라, 윗니와 아랫니가 꼭 맞아서 아름답게 다물려져있다.

미인의 조건 가운데 흰 치아가 차지하는 비중은 갈수록 커지고 있다. 요즘 같이 정형화된 얼굴이 많은 시대에, 잘 생긴 이목구비만으로는 더 이상 '아름답다'란 말을 듣기가 어려워진 때문이다.

민간에서는 흰 이를 만들기 위해 레몬즙이나 베이킹소다로 문지르기도 하는데, 이런 방법은 일시적인 미백효과를 나타낼 수는 있으나 표백된 상태를 오래 지속시킬 수는 없다.

최근 미백치약과 미백껌 등 미백제를 가미한 각종 상품들이 쏟아져 나오고 있다. 또 셀프미백제를 찾거나 미백시술을 받으려는 여성들이 늘고 있는데, 이것은 미(美)의 조건을 말함에 있어서 흰 치아의 비중이 그만큼 높아진 까닭이다.

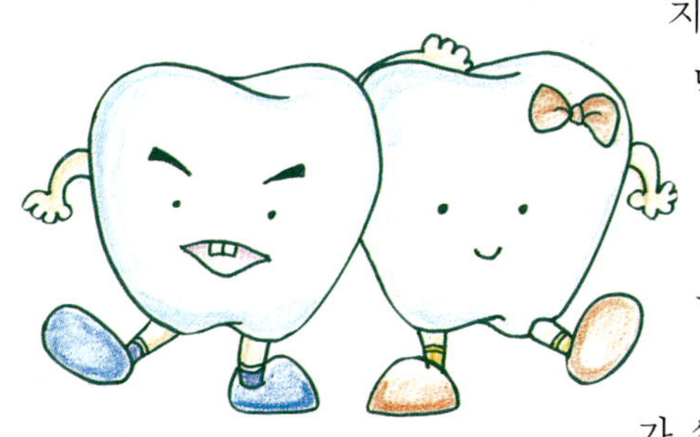

지금 당장 입이 없어진다면 어떻게 될까? 우선, 음식을 먹을 수 없으므로 생명 유지에 치명적인 손상을 가져온다. 그리고 말을 할 수 없으므로 사람들 사이에 오해가 쌓여 사람들은 서로 미워하게 될 것이다.

이처럼 입은 생명유지와 타인과 관계 맺기의 원천이 되는 아주 중요한 기관이다. 입이 있으므로 해서 우리는 맛과 냄새를 느끼고 음식을 먹으며, 말을 하고 다른 사람들과 교감할 수 있다. 삶의 근원이 바로 입에 있다고 해도 결코 지나치지 않다.

입은 또 건강과 아름다움의 상징이 된다. 우리는 입을 통해 그 사람의 향기와 품위를 느낄 수 있다. 만약 더 아름다워지고 싶은 여성이라면 외모 못지 않게 입과 입 속에 대해서도 관심을 가지도록 하자.

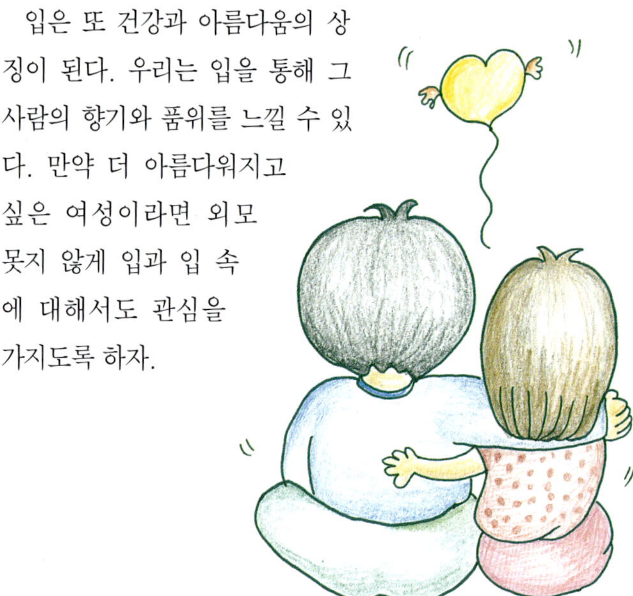

예쁘고 건강한 입매 만들기

입매는 사람의 인상을 만드는 가장 중요한 요소이다. 이목구비가 아무리 아름다워도 입매가 축 처져있다면 우울해 보여서 매력적으로 보이지는 않는다. 다음과 같은 몇 가지 운동을 꾸준하게 하면 탄력 있는 입매를 만들 수 있다고 한다.

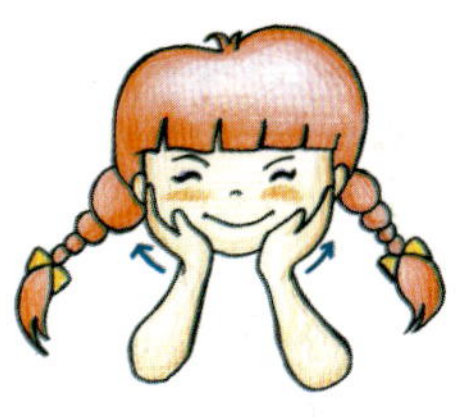

1) 양 손바닥을 뺨에 대고 귀 쪽으로 근육을 몇 번 쓸어 올린다.

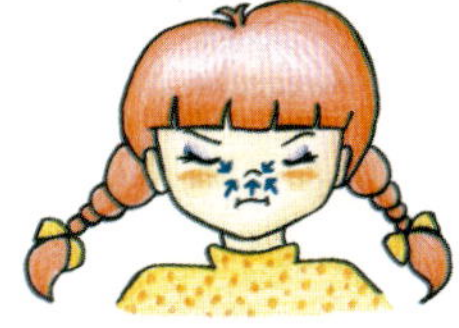

2) 눈과 입을 코 주변으로 미는 듯이 꽉 다물어 준다.

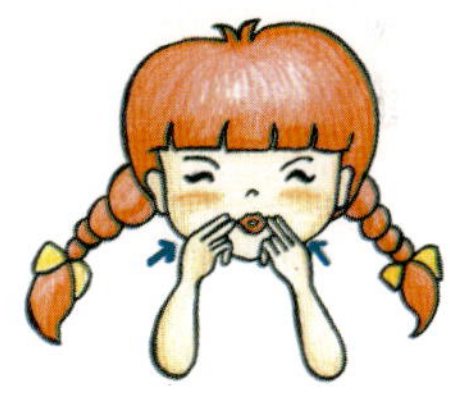

3) 입을 앞으로 내밀고 입 꼬리를 눌러준다. 이때 검지와 중지를 이용한다.

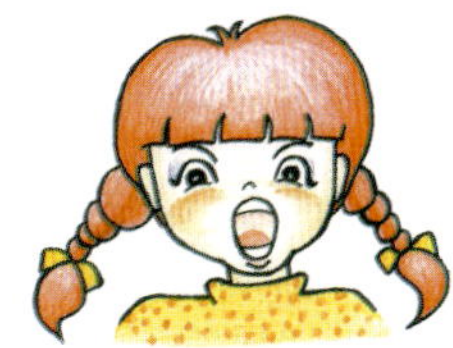

4) 눈을 최대한 크게 뜨고 입도 아주 크게 벌린다. 4회 정도 반복한다.

4회정도 반복

2 웃음과 치아건강

영화 '프리티 우먼'으로 일약 스타덤에 오른 미국 여배우 줄리아 로버츠의 웃음은 가히 백만불 짜리다. 이와 잇몸이 다 드러나도록 입을 활짝 벌려서 웃는 그녀를 보고 있으면 스트레스가 싹 날아가 버린다. 그 미소의 마력 때문인지 그녀가 출연한 대부분의 영화는 전세계의 수많은 관객을 극장으로 끌어들였고, 지금도 흥행보증수표로 불리며 최고의 몸값을 구가하고 있다.

사실 그녀는 그다지 미인이라고 볼 수 없는 생김새를 지녔다. 지나치리 만치 커다란 눈과 커다란 입 등, 얼굴의 모든 것이 필요 이상으로 크다. 그럼에도 불구하고 함박꽃 같이 환하고 시원스런 웃음을 베어 묾으로써 그녀는 콤플렉스가 될 수 있는 외모를 오히려 아름답고 매력적인 것으로 바꾸어 놓았다.

우리 나라의 영화배우 심혜진도 마찬가지의 경우다. 그녀는 영화보다 코카콜라 광고를 통해 먼저 사람들에게 알려졌다. 당시만 해도 빚어놓은 듯한 얼굴의 배우나 탤런트 일색이었는데, 결코 예쁘지 않은 얼굴의 그녀는 톡 쏘는 듯 시원한 웃음을 웃어 보임으로써 그녀만의 독특한 '콜라' 이미지를 심는데 성공했다.

웃음이란 이처럼 좋은 것이다. 자기 자신뿐 아니라 상대방의

어두운 마음까지도 환하게 밝아지게 만드는 것이 바로 웃음의 마력이 아닌가 한다. 오죽했으면 '웃는 얼굴에 침 뱉으랴'라는 속담이 생겼을까.

미국의 조일 굿먼이라는 박사는 '하루에 열 다섯 번 이상 웃으면 의사를 멀리할 수 있다'는 말로 웃음의 중요성을 역설했다.

한번 웃을 때마다 한번 젊어지고 한번 화를 낼 때마다 한번 늙는다(一笑一少, 一怒一老)는 옛말 또한 크게 과장됨이 없다. 웃을 때는 온 몸의 근육 운동이 활발해지고 피의 순환이 좋아져서 몸의 피로가 풀린다. 피로가 노화의 최대 적임을 생각한다면, 웃음으로써 젊어진다는 말은 가히 맞는 말이다.

많이 웃으면 현대인들에게 가장 흔한 병중의 하나인 스트레스로 인한 위장장애를 고칠 수도 있다고 한다. 실제로 웃는 동안에는 위산 분비가 억제되므로 웃음이 위산과다의 예방과 치료에 한 몫을 톡톡히 한다는 것이 입증되고 있다.

그러나 만약 줄리아 로버츠나 심혜진 같은 배우들이 충치가 있거나 앞니가 벌어졌거나 이가 들쭉날쭉했다면, 우리들은 그녀들 특유의 그 환한 웃음을 볼 수 있는 기회를 놓쳤을는지 모른다. 그러나 웃음의 중요성을 강조하기에 앞서 전제되어야 할 것은 입 속의 청결과 건강이다.

요즘은 웃을 때 매력 포인트가 되는 송곳니에 다이아몬드를 박아 넣어 아름다움을 배가시키기도 한다. 실제로 송곳니에 다이아몬드 시술을 한 이들은 '평소에 감춰져 있다가 크게 웃거나 노래를 부를 때 '반짝' 하고 빛을 발하는 효과를 낼 수도 있고, 또 의식적으로 크게 웃으려고 노력하다보면 건강도 좋아진다'고 평가한다.

웃음을 더 매력적이고 개성 있게, 또 고귀하게 만드는데 있어 이가 결정적인 역할을 하고 있는 것이다.

입 속에 보석으로 치장을 한다

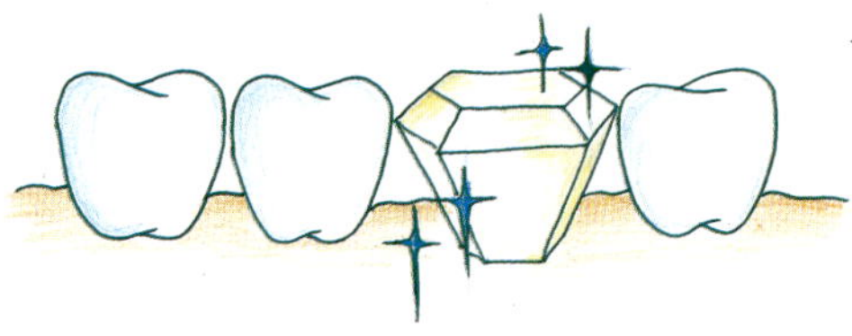

과거 금이 부의 상징이었던 시절, 많은 사람들이 재산을 몸에 지니는 방법으로 금니를 해 넣었다. 2차 세계대전당시 수난을 겪었던 유태인들이 살아남기 위한 마지막 수단으로 금니를 뽑아 팔거나, 우리 나라를 침략한 일본인들이 성한 이를 빼낸 후 금으로 틀니를 만들어 꼈다는 등의 이야기들이 전해진다. 당시에는 위급한 상황에서 환전의 가치를 지닐 만큼 금이 귀하던 시절이었기에 금니는 곧 부귀의 상징이었다. 그러나 시대가 바뀌어 요즘 금니는 오히려 아름다움을 해치는 것으로 받아들여지고 있다. 금니 대신 등장한 것이 바로 다이아몬드 이다. 웃을 때 가장 눈에 띄는 부위인 송곳니에 다이아몬드를 박아 넣음으로써 아름다움을 높이는 것이다.

이에 다이아몬드를 붙이는 방법은 우선 공기압력 무통치료기로 이 표면에 작은 홈을 파고 불소레진을 발라 다이아몬드를 붙인다. 이때 통증이 없으므로 마취를 할 필요가 없다. 다이아몬드를 붙인 위에 특수코팅을 하므로 음식이 낄 염려가 없고, 칫솔질을 해도 안전하다. 다이아몬드를 빼고 싶으면 언제든지 빼고 홈이 파인 자리를 불소레진을 메우면 흔적도 없이 원래의 이 상태로 돌아온다. 흔히 박아 넣는 다이아몬드의 크기는 0.005캐럿 정도. 비용은 약 40만원정도이나 다이아몬드의 크기에 따라 조금씩 차이가 난다. 요즘 젊은이들은 이에 다이아몬드를 붙이는 것을 부의 상징으로 여기기보다는 개성과 튀는 외모를 위한 한 방편으로 생각하는 경향이다.

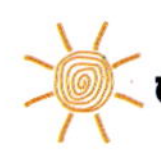 ## 하얀 이로 매력을 높인다

　　원래 타고난 하얀 색 이가 누렇거나 검게 변하는 것은 담배나 커피, 차와 같은 기호품이나 고춧가루와 같은 음식 속의 색소가 이의 미세한 틈으로 흘러 들어가 굳어진 까닭이다. 이가 만들어지는 때인 5~6세 이전에 테트라사이클린 계통의 항생제를 먹어도 이 색은 암갈색이나 회색으로 변한다.

　　한번 색이 변한 이는 웬만한 노력으로는 제 색깔을 되찾기 어렵다. 그러나 미국에서 개발된 알곤 레이저의 활용으로 쉽고 간단하게 원래의 흰색으로 되돌릴 수 있게 되었다. 색이 변한 이에 표백제를 바른 후 알곤 레이저를 쪼이면 표백제가 이에 달라붙은 다른 색소를 녹여 내린다. 단 한번의 시술로 이 원래의 하얀 색을 되찾아 사후관리만 잘 해주면 반영구적으로 흰색을 유지할 수 있다. 또 레이저를 쬔 이는 충치도 예방되어 일석이조의 효과를 거둘 수 있다. 미국 식품의약품안전청(FDA)으로부터 안전성을 입증 받은 레이저 미백술은 미국에서 선풍적인 인기를 끈 데 이어, 우리 나라에서도 시술자들이 날로 늘고 있다.

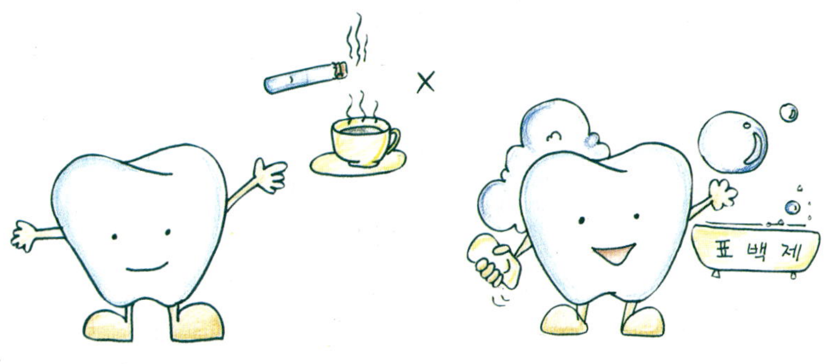

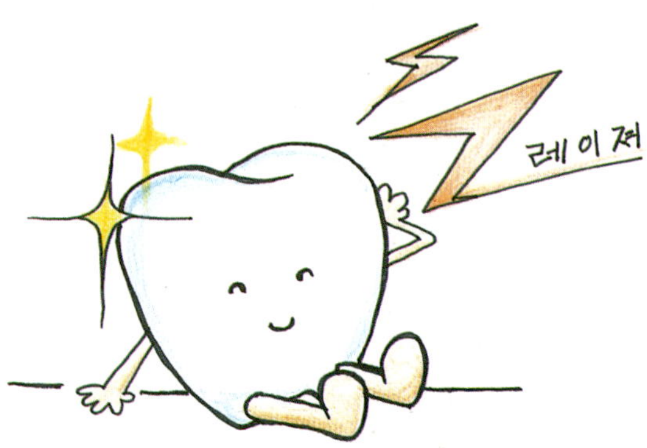

신 과일을 많이 먹으면 미인이 된다고 한다. 신맛이 나는 과일은 비타민C와 펙틴(pectin)을 많이 함유하고 있어서 질병 저항력을 높이고 피부미용을 돕는 까닭이다. 그러나 자두나 살구, 포도와 같은 이름만 말해도 이가 시리다는 사람들이 있다.

이가 시린 것은 충치나 풍치, 또는 잘못된 칫솔질 때문에 이가 지나치게 닳거나 잇몸 쪽이 패이면서 신경이 드러난 때문이다. 밖으로 드러난 신경을 보호해주면 이 시림은 없어지는데, 과거에는 주로 금이나 아말감으로 막아 치료를 했으나, 3년 전 레이저 치료법이 개발됨에 따라 일부 치과에서는 레이저로 치료하고 있다.

이의 시린 곳에 약 1분간 레이저를 쐬어주면 상아질의 미세조직이 스스로 치료되어 밖으로 노출된 신경을 막아서 보호해준다.

레이저은 시술은 통증이 없으므로 마취할 필요가 없고, 안전하며, 치료 후 효과가 빠른데다 이 색깔을 그대로 유지할 수 있다. 또 부작용도 없고 치료비 부담도 적다.

날씨가 추우면 추운 대로, 또 더우면 더운 대로 고통을 주는 것이 시린 이다. 레이저 시술은 시린 이로 고생하는 이들이 고통으로부터 간단히 놓여나게 해주는 획기적인 치료법이다.

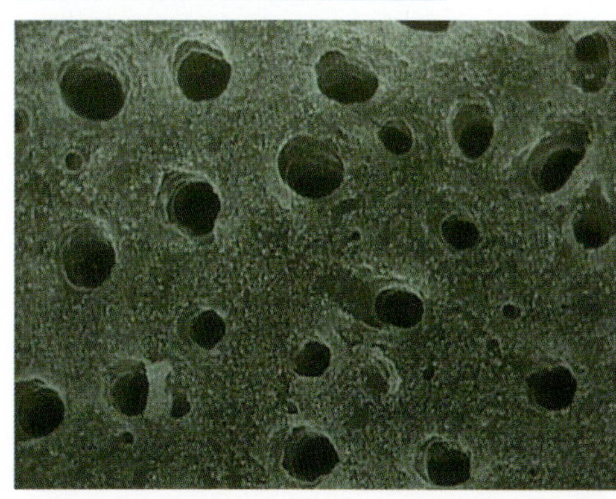

◀ 치료 전
상아질에 많은 구멍이
뚫려있는 시린 이

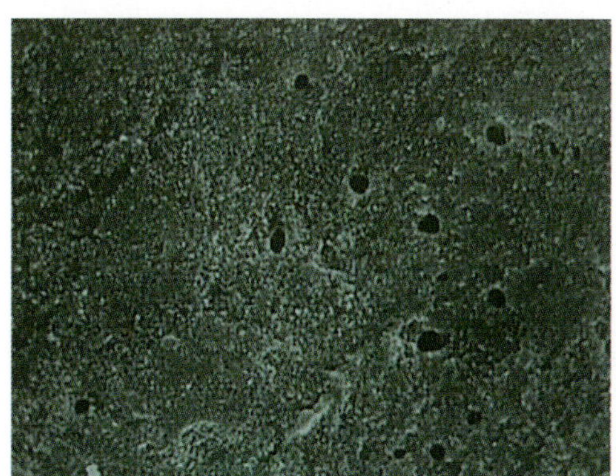

◀ 치료 후
레이저를 쬐어 치료한 후의
모습

3 벌어진 이빨

관능적인 춤과 노래, 그리고 변화무쌍한 무대 매너로 전세계 팬들을 열광시킨 미국의 가수 마돈나. 그녀는 얼마 전 앞니 사이가 벌어지는 수술을 받았다고 한다. 그 말이 사실인지 낭설인지는 알 수 없지만, 아무튼 그녀의 앞니 사이가 약간 벌어져 있는 것만은 틀림없다. '벌어진 틈으로 더 많은 복을 받아들이기 위해서'가 수술 이유였다고 한다. 불우한 시절을 딛고 일어서 단숨에 부와 명성을 거머쥔 그녀가 무엇이 부족해서 '더 많은 복'을 바라며 일부러 앞니 사이를 벌이는 수고까지 해야했는지 알 도리가 없다.

우리 나라에서는 '앞니가 벌어지면 복이 나간다'고 하는데, 서양에서는 반대로 '벌어진 틈으로 복이 들어온다'고 믿는다. 그래서인지 서양에서는 소위 잘나간다는 사람들 중에 앞니가 벌어져 있는 경우가 많다. 근육질의 영화배우 아놀드 슈왈드제네거, 핵주먹 타이슨 등이 그 대표적인 예다.

그러나 우리 나라에서는 앞니가 벌어진 것을 좋지 않게 생각한다. 관상학적으로 복이 나간다고 하고, 바보스러운 이미지를 먼저 떠올린다. 텔레비전이나 영화에서도 바보를 연기하는 사람은 반드시 앞니사이가 벌어져 보이게끔 분장을 한다.

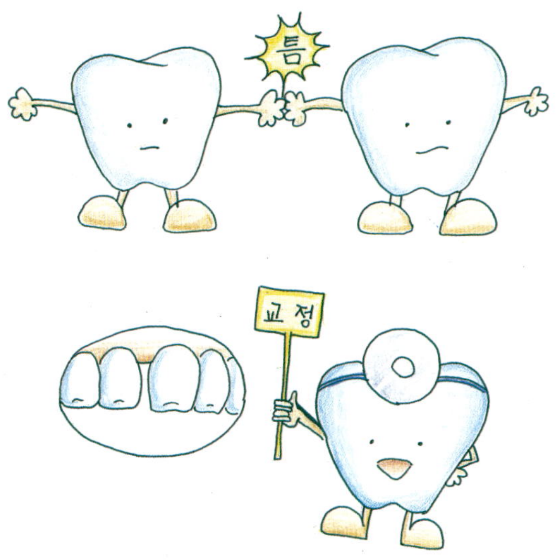

　실제로 이 사이가 벌어져있으면, 발음이 샌다거나 음식을 씹는
데 어려움이 따른다. 음식물이 잘 끼므로 조금만 관리를 소홀히
하면 충치나 치주염이 생기기 쉽다. 따라서 이유여하를 막론하고
벌어진 틈새는 교정을 통해 바로잡는 것이 신체의 건강을 위해서
나 외적 아름다움을 위해서나 바람직하다.

　이웃의 모씨는 얼굴 아래턱이 발달해서 이마보다 더 넓은 사각
형을 하고 있다. 이는 듬성듬성하게 나서 이와 이 사이는 모두 조
금씩 벌어져 있다. 그는 눈이 무척 예쁘게 생겼는데도 불구하고
얼굴의 균형이 맞지 않아서 안경을 벗지 못하는 고충을 안고 있
다. 하지만 '아래턱이 크면 식복이 있다'는 어른들의 말을 꿋꿋이
믿으면서 그럭저럭 잘 견뎌왔다고 한다. 그러나 어린 딸의 얼굴
이 붕어빵처럼 그와 닮아있는 것을 보니 정신이 번쩍 들더라는
것이다. 그래서 딸의 이를 교정해주기로 마음먹고 병원을 찾아와
파노라마 사진을 찍었다. 지금까지 '아래턱이 크면 식복이 있다'
는 말과 '이 틈새가 벌어지면 복이 나간다'는 말 사이에서 고민
하면서도 잘 지내온 그였지만, 딸의 장래 모습을 생각하니 참 기

가 막혔던 모양이다.

앞니가 벌어지는 이유는 주로 잘못된 습관에서 비롯된다. 혀를 자꾸 앞으로 밀어내거나 초등학생 정도의 나이가 되었는데도 여전히 손을 빠는 버릇이 있을 때 흔히 틈이 생긴다. 그리고 치아가 아주 작거나 치주염이 심한 경우 등에도 벌어진다. 또, 아래턱의 지나친 성장이 원인이 되기도 한다. 아래턱은 성인이 되어도 성장을 멈추지 않고 일생을 두고 조금씩 자라는데, 간혹 중년이 되어서 이유도 없이 이 사이가 벌어졌다고 찾아오는 경우가 여기에 해당된다.

나이가 든 사람들은 주로 관상학적인 이유로 벌어진 앞니의 교정을 원하지만, 젊은 층은 속설보다는 아름다움을 해친다는 이유로 교정을 원한다.

과거에는 앞니를 갈아낸 후 원래보다 더 큰이를 만들어서 덧씌웠으나, 요즘은 주로 이를 깍지 않고 벌어진 틈새를 메우는 치료술이나 교정을 통한 치료방법 등이 선호되고 있다.

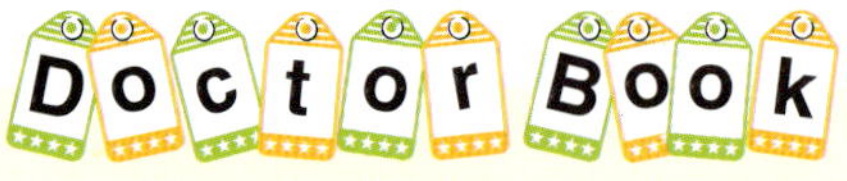

뱀과 의술

뱀이 의술의 상징으로 자리를 잡은 것은 희랍시대부터였다. 바빌로니아에서는 의신(醫神) 닌지시다를 뱀의 상징으로 보았으며, 그의 지팡이에는 항상 뱀이 감겨져 있다. 희랍의 의신 아스크레피오스 역시 언제나 곁에 뱀을 두고 있었다. 기원전 293년부터는 로마에서도 뱀을 의술의 상징으로 보고 숭배하였다. 고대인들은 뱀은 신의 뜻을 이해하고, 의사에게 능력을 주는 유일한 동물이라고 믿었다. 또 뱀은 늙지도, 죽지도 않는다고 생각하였으므로 의술의 상징으로 받들어졌다.

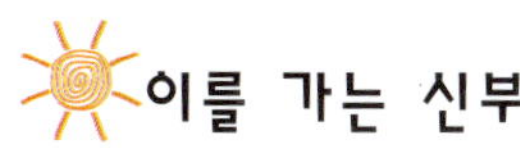

이를 가는 신부

　아무리 아름다운 신부라고 하더라도 잘 때 이를 가는 버릇이 있다면 매력은 반감할 수밖에 없다. 옆자리에 누운 신랑은 이를 가는 소리가 거슬려 잠을 못 이루면서 별의별 생각을 다할 것이다. '이 여자가 낮에 무슨 기막힌 일이 있었기에 저렇듯 이를 가나' 하고 말이다.

　이를 가는 버릇은 듣기에도 좋지 않고 건강에도 나쁘다. 당사자는 잠에 빠져있어서 모를 터이므로, 주변 사람들이 고칠 수 있도록 말해주어야 한다.

　신체의 피로가 심하거나 정신적인 스트레스를 받으면 이 갈이는 더 심해진

다고 한다. 이를 갈면 턱관절과 입 주위의 근육에 피로가 쌓여 결국 전신이 피로해지고 이가 흔들려 치열에 나쁜 영향을 미친다. 이를 갈 때는 음식을 씹을 때보다 배 정도의 힘이 가해지기 때문이다. 심한 경우에는 100배 정도의 힘이 가해진다고도 한다. 심하면 이가 많이 닳거나 구부러지거나 귀퉁이가 떨어져나가 아플 수도 있다.

　이 갈이 습관을 없애려면 우선 스트레스를 덜 받도록 스스로 노력하는 것이 최선이다. 잠 들기 전 가벼운 스트레칭을 해도 효과가 있다. 좀 더 적극적인 방법으로 나이트 가드를 끼고 자는 것도 생각 해볼만하다. 나이트 가드란 이갈기 방지 장치로서, 어떤 일을 하면서 이를 세게 물어야 할 때도 끼고 있으면 도움이 된다.

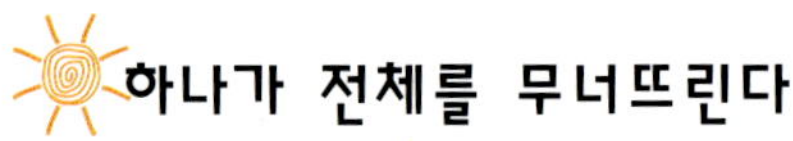 ## 하나가 전체를 무너뜨린다

이는 하나만 빠져도 전체가 영향을 받아 치열 전체가 어그러져 버린다. 그러므로 단 하나의 이라도 소중히 생각하고 간수를 해야한다.

이는 위에서 가해지는 힘에는 잘 견디지만, 옆에서 가해지는 힘에는 아주 약하다. 그러므로 이가 빠진 자리를 그대로 내버려두면 다른 이들이 조금씩 옆으로 밀리면서 틈이 생기고 들쭉날쭉해진다. 또 칫솔질을 할 수 없는 부분이 생겨 충치가 잘 생긴다. 이와 잇몸 사이에도 틈이 생겨 잇몸병이 생길 확률도 훨씬 더 높아진다. 음식을 잘 씹을 수 없게 되고, 아래윗니가 잘 맞지 않아져서 턱뼈에도 문제가 생긴다.

이는 단단히 그 자리에 고정되어있는 것이 아니라 움직이는 것이다. 이를 하나도 잃지 않는 것이 가장 좋지만, 만약 하나를 빼내야한다면 곧 그 자리에 새 이를 만들어 넣어야 한다. 단 하나의 이라도 소홀히 하지 않는 것이 전체 이를 잘 지킬 수 있는 최선의 방법이다.

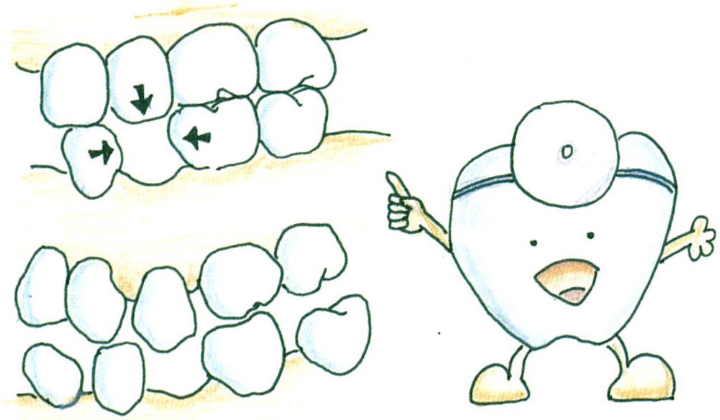

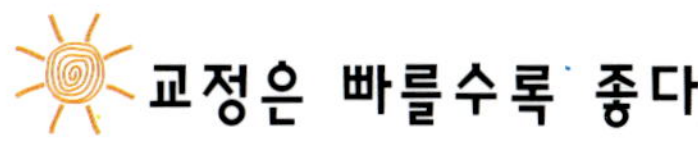 ## 교정은 빠를수록 좋다

날이 갈수록 교정을 받으려는 사람이 늘고 있다. 이것은 문명이 발달할수록 부정교합이 많아지는 것과, 이를 아름다움의 조건으로 생각하는 사회적 분위기가 동시에 작용한 탓이다.

뻐드렁니나 덧니, 겹쳐난 이, 위아래가 맞물리지 않는 앞니 등은 주로 교정을 통해서 치료를 한다. 주걱턱은 증상에 맞게 치료하는데, 이 교정과 턱 수술 중 한가지만으로 고치거나 두 가지를 병행하기도 한다.

보기 싫은 이의 교정은 빠를수록 좋다. 영구치가 나오기 직전인 10~12세 경에 치료를 하면 단기간 내에 교정이 끝난다. 그러나 턱뼈에 이상이 있는 경우라면 뼈 성장이 끝나는 시점, 즉 여자는 14세 경, 남자는 18세 경이 적당하다. 성인인 경우에는 청소년기 보다 기간이 배정도 길어진다. 만약 교정장치가 보기에 흉해 교정이 망서려진다면, 이의 안쪽에 장치를 대는 설측 장치를 이용하면 된다.

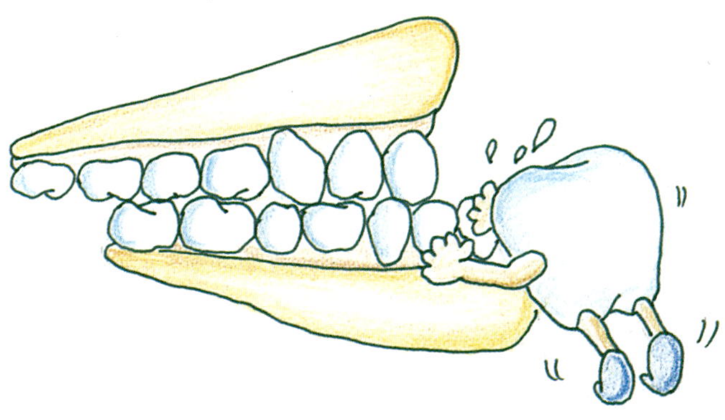

■ 뻐드렁니

윗부분의 앞니가 앞으로 튀어나온 상태를 뻐드렁니
라고 한다. 뻐드렁니는 사과나 옥수수 등을 먹기 힘들다. 이와 잇몸이 나와 있
어서 이를 덮어야할 윗입술의 길이가 부족하므로 입술이 앞으로 밀려 튀어나
온다.

■ 열린 이

어금니는 맞물리지만 위아래 앞니가 맞물리지 않아 앞니 사이에 틈이 생기는
상태를 열린 이라고 한다. 음식을 물 수 없고, 입술을 닫을 수도 없다. 자기도
모르게 앞니 사이의 공간으로 자꾸 혀를 내밀며, 억지로 입을 다물려고 하므
로 근육이 긴장되어 보기에 어색하다.

■ 닫힌 이

윗니가 아랫니를 너무 깊이 닫는 상태를 말한다. 아래 앞니가 위 앞니 안의 잇
몸 속으로 깊이 파고 들어갈 수가 있다.

■ 겹친 이

아랫니가 윗니를 가리는 상태를 말한다. 턱관절에 부담이 많이 가고 이가 점
점 닳아서 없어진다. 이가 겹쳐나거나 울퉁불퉁하게 난 것을 말한다.

■ 삐뚤어진 이, 덧니

이가 비뚤어진 사람은 섬유질이 많은 음식이나 고기를 먹으면 이에 잘 끼는
반면, 칫솔질은 무척 어렵다. 따라서 충치가 생기기 쉽고, 잇몸병이나 입 냄새
의 원인이 된다.
송곳니는 이가 다 나고 난 후 마지막에 나오므로, 어렵잖게 덧니가 된다. 기원
전 5세기에도 이미 덧니가 나타났다는 기록이 남아있다. 그 기록에서 철학자
아다만디오스는 '이가 울퉁불퉁 불거져 나온 사람은 성질과 입버릇이 나쁘
다' 고 적고 있어서, 예나 지금이나 덧니를 좋지 않게 여겼음을 알 수 있다.

■ 주걱턱

우리 나라 사람의 8%정도에서 나타나는 주걱턱은 아래턱이 위턱보다 앞으로
나와있는 상태이다. 원인은 턱의 발육 불균형, 혹은 이에 문제가 있어서이다.
주걱턱인 사람은 앞니로 잘 물어뜯지 못하고, 간혹 발음이 불명확할 수 있다.

4 레이저 미백술

조선시대 대표적 화가인 신윤복의 '미인도' 뿐만 아니라, 생존하는 최고의 화가인 김기창의 '미인도' 등 우리 나라 미인도 모델들의 공통점은 단아한 미(美)다. 그림 속의 여인들은 절대로 입을 벌려 이

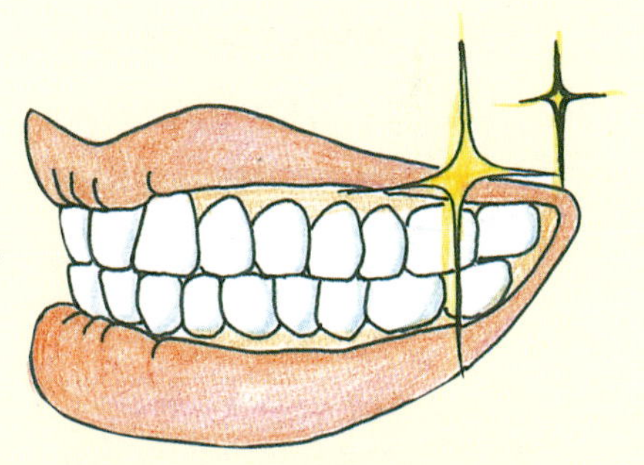

를 보여주지 않는다. 여성의 입을 성적 상징으로 여겼기 때문이다. 따라서 여성의 입술 속에 감추어진 하얀 이는 성적 매력의 포인트였다. 특히 치약을 비롯한 구강제품과 치 의학이 발달되지 못한 옛날에는 하얀 이를 가진 여성이 드물었기 때문에 더더욱 '하얀 이는 미인의 기본 조건이며 순결의 상징'으로 받아들여졌다.

반대로 남성들은 사랑하는 연인과 헤어질 때 사랑의 정표로 이를 뽑아주는 발치(拔齒)의 풍습이 있었다. '배비장전'에 보면 애랑이 떠나가는 배 비장에게 "분벽사창(粉壁紗窓)에 마주 앉아 서로 보고 당싯당싯 웃으시던 앞니 하나 빼어 주시오."라는 대목이 나온다. 또 과거 이름난 평양기생들의 치마 앞섶에는 남정네들이 떠나며 빼주고 간 이가 한줌씩이나 들어있었다는 이야기도 전해

진다. 어쨌든 이는 남녀모두에게 있어서 사랑과 성의 상징이었음을 알 수 있다.

그런 연유로 삼국시대부터 색조화장을 했던 여성들의 하얀 이를 갖기 위한 노력은 실로 눈물겨운 것이었다. 소금 이외에는 마땅한 표백제가 없던 터라 '하얀 이'를 갖기란 보통 일이 아니었기 때문이다. 그래서 미백효과가 있는 쑥을 삶은 물로 자주 입안을 헹구는 여성도 있었으며, 이제 갓 기생이 된 소녀들은 혹독한 (?) 양치질로 검지손가락에 물집이 들 정도였다고 한다.

이처럼 이는 음식물을 1차적으로 씹어서 분해하고, 외모의 골격을 이루는 기능 이외에도 다양한 모습으로 우리들의 삶을 좌우한다. 최근에는 대인관계에 있어 중요한 '첫인상' 의 척도로 환한 미소와 하얀 이를 꼽는데, 자신 있고 당당하면서도 호감가는 인상을 연출하는 것이 바로 살짝살짝 비추는 하얀 이다. 이가 누렇거나 입 냄새가 심한 경우, 제대로 말도 못하고 웃지도 못해 자신의 재능이나 매력을 충분히 발휘하지 못하기 때문이다.

사람들은 누구나 백옥같이 하얀 이를 가지고 태어난다. 그러나 오랜 시간 음식물을 섭취하고 흡연이나 커피 등에 들어있는 각종 색소로 착색되어 누렇게 변하기 마련이다. 정도의 차이는 있지만, 제대로 양치질을 하더라도 탈색을 막을 수는 없다.

하얀 이를 되찾기 위해 과거에는 치과에서 마우스리테이너에 미백 치료제를 풀어서 물고있는 방법 등을 사용하였으나, 효과도 적고 몇 달씩 걸리는 번거로움 때문에 최근에는 '레이저 미백' 시술이 새로 개발되어 큰 인기를 끌고 있다.

'레이저 미백'은 알곤 레이저를 이용하여 이에 달라붙은 착색물을 녹여 내리는 것으로, 40분~1시간 내에 끝난다. 한번 시술로 반영구적으로 백옥 같은 흰빛을 유지할 수 있어서 '탈색으로 잃어버린 매력을 찾아주는 시술법' 으로 평가받는다.

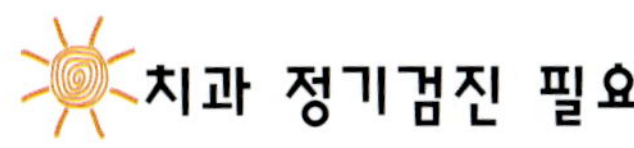

치과 정기검진 필요

우리 나라 성인들의 절반 정도가 충치와 같은 치과질환을 앓고 있다. 평소 이를 열심히 닦는다고 하더라고 정기적으로 치과 검진을 받아야만 충치나 잇몸병과 같은 치과질환을 예방할 수 있다. 한번 잃은 이는 다시 되찾을 수 없다. 예방만이 최선이다.

레이저를 이용한 미래형 치의술

레이저는 미국의 물리학자 찰스 H 타운즈 박사에 의해 개발되었다. 그 원리는 단일 파장의 빛을 특수 장치로 증폭시키는 것이다. 날이 갈수록 '마법의 빛'으로 불리는 레이저의 치과활용도가 높아지고 있다.

검어진 잇몸을 간단히 수술하는가 하면, 충치를 통증 없이 치료하고, 이를 희게 만드는 등 그 활용 분야가 무궁무진하다.

레이저 치료는 방법이 간단하고 안전하며, 멸균효과가 확실하므로 후유증이 없다. 통증이 거의 없고 치료 시간도 짧다. 충치의 예방 효과도 있으므로, 레이저는 갈수록 쓰임새가 더 많아지는 미래형 치과 재료로 각광받고 있다.

5 임신과 치아

태교란 말 그대로 태 중의 아이를 위한 교육이다. 요즘은 아내와 남편이 태교를 한다고 한다. 서점에 가보면 태교 법 강좌니 태교음악이니 하며 태교와 관련된 책과 자료가 한 코너를 그득 메우고 있다. 그 만큼 태교에 관심을 갖는 사람들이 많다는 뜻이다.

오랜 옛날부터 우리 나라를 비롯한 동양에서는 태교의 중요성을 강조하였다. 태아는 엄마의 모든 행동과 마음가짐을 보고 듣고 느낀다고 보았다. 수정란이 착상되는 그 순간부터 태아는 하나의 독립된 인격체라고 본 탓이다. 그래서 아이는 태 중에서 이미 1살을 먹고, 태어나면 곧 2살이 되었다.

고대 중국의 태교 책인 '태교 신기'와 '중국의학 대사전'에는 '자식 밴 어미는 혈맥이 붙어 이어지고 숨쉼에 따라 움직이고, 기쁘고 성내는 바가 자식의 성품과 감정이 되고, 또 자식과 어미의 기가 숨 쉴 때마다 서로 통하기 때문에 반드시 몸과 마음을 단속해야 한다'고 적혀 있다.

불과 얼마 전 까지만 해도 서양에는 태교라는 개념 자체가 없었다. 과학적으로 뒷받침되는 사실만을 받아들이는 사고방식 탓이었다. 태 중의 아이는 0세로, 아직 미완의 존재로 받아 들여졌다. 자연히 태교라는 것이 있을 수 없었다. 따라서 동양에서는 이미 기원전부터 태교에 관한 문헌이 만들어지고 그후로 수십 종에 달하는 태교 책이 만들어 후대로 전해지는 동안, 서양에서는 태교 책은 커녕 변변한 태교 법이라 할 만한 것조차 만들어지지 않았다.

그러나 최근 들어 서양에서도 뒤늦게 태교의 중요성이 강조되고 있다. 의술의 발달로 신비에 싸였던 생명의 탄생까지의 과정이 하나씩 드러났기 때문이다.

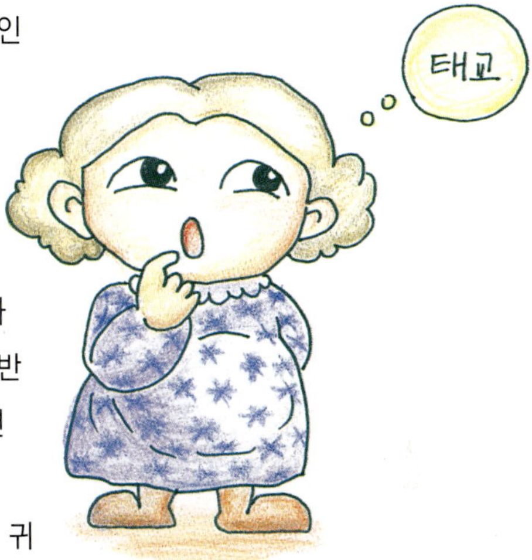

중국 한나라의 태교 지침서인 '열녀전'은 '아기를 가진 여자는 잠잘 때는 몸이 삐딱하게 기울어지지 않게 하고, 서 있을 때 몸을 한쪽 발에만 의지하지 말아야 하며, 상한 음식은 먹지 말고, 반듯하게 잘라진 음식이 아니면 먹지 말아야 하며, 좋지 못한 광경은 보지 말고, 나쁜 말은 귀담아 듣지 말며, 좋은 말을 골라 해야 한다'고 적고 있다. 이렇게 지극 정성을 들여 태교에 힘쓰면 얼굴이 단정하고, 재주가 뛰어난 아기가 태어난다고 하였다.

세계적인 천재를 숱하게 낳은 유태인들도 태교의 중요성을 강조했다. 그들은 랍비의 가르침에 따라 경건하고 청결한 몸가짐을 통해 좋은 아이를 낳을 수 있도록 힘썼다.

태교 법이 다양한 만큼, 먹지 않아야 될 음식도 많은데, 그 내용이 재미있다. 서울에서는 토끼 고기를 먹으면 언청이를 낳게 된다고 생각했다. 토끼는 입과 코 사이가 찢어져 있기 때문이다.

일본에서는 쌍 밤을 먹으면 쌍둥이를 낳는다거나 역시 토끼 고기를 먹으면 언청이를 낳는다고 믿었다. 그만큼 모양이 반듯한 것만 가려먹으라는 뜻이었다.

태교에 관심이 없었던 서양에서도 딸기를 먹으면 아기 얼굴에 딸기 같은 점이 박힌다는 속설이 전해진다.

아무튼 임신은 새로운 생명체가 만들어져 자라는, 숭고한 과정이다. 이때 몸과 마음가짐을 잘 하여 건강하고 튼튼한 아이를 낳아야 한다.

하지만 임산부 자신은 면역이 떨어지고 호르몬의 변화로 여러 가지 병에 노출된 상태이므로 각별히 건강에 신경을 써야 한다. 특히 임신 중에는 치주염에 걸릴 확률이 높고, 치주염이 있으면 조산의 가능성이 높다. 그러므로 임신 전보다 더 철저하게 구강관리를 할 필요가 있다. 청결한 구강관리도 넓은 의미에서는 태교 법 중의 하나이다.

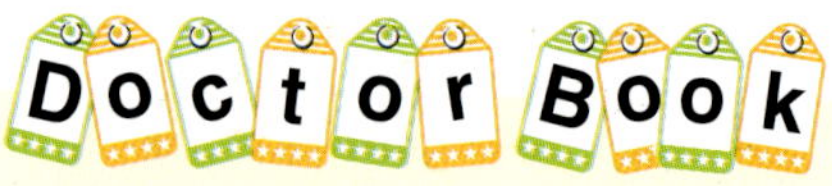

최초의 여자치과의사, 성(聖) 아폴로니아

기록에 남아있는 최초의 여자치과의사는 로마시대 사람 아폴로니아(?~249)이다. 성 아폴로니아는 후대에 와서 유럽전역에 걸쳐 '치통의 신' 혹은 '치과의사의 수호신'으로 불리며 숭앙되어져왔다. 독실한 가톨릭 신자였던 그녀는 의술에도 밝았지만, 설교 솜씨 또한 뛰어나 많은 사람들을 가톨릭으로 끌어들이는데 성공하였다. 그러나 로마제국의 종교박해기간 동안 체포돼 '악골을 치고 발치를 하며 살을 자르고 폭행하는' 등의 모진 고문을 당하다가 끝내 화형을 당했다. 죽음을 무릅쓴 그녀의 신앙심은 훗날 로마법왕청의 인정을 받아 성자로 받들어졌다. 그녀가 우리 나라에 처음 알려진 것은 1950년대 후반이다.

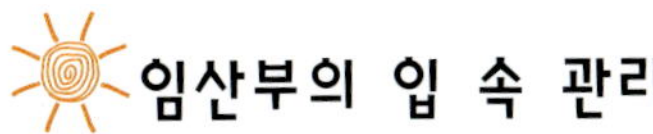

임산부의 입 속 관리

임신 중에는 충치나 잇몸병이 생길 확률이 평상시의 2배이다. 임신을 하면 침의 ph가 낮아지고 체온이 높아져서, 입 속 세균이 잘 번식하기 때문이다.

임신 증상인 입덧과 입맛의 변화도 영향을 미친다. 입덧 때문에 제때 이를 닦지 못하고 위산이 나와 이를 부식시키는가하면, 입맛에 변화가 생겨 시도 때도 없이 먹거나 편식을 함으로써 충치가 생긴다. 또 혈중 프로게스테론치가 올라가고 에스트로겐치가 내려가는 등 성호르몬에 변화가 생겨서 잇몸의 혈관이 늘어나고 면역력은 떨어져 잇몸병에 걸릴 위험이 높아진다.

충치나 풍치가 생기면 임신중이라고 무조건 치료를 미루는 경우가 많다. 그러나 임신 중이므로 오히려 치료를 해야 건강한 아이를 낳을 수 있다. 임신 3~6개월 사이는 안정기로 스케일링이나 치료를 받아도 괜찮다. 또 국소마취제는 태아에 해가 없다.

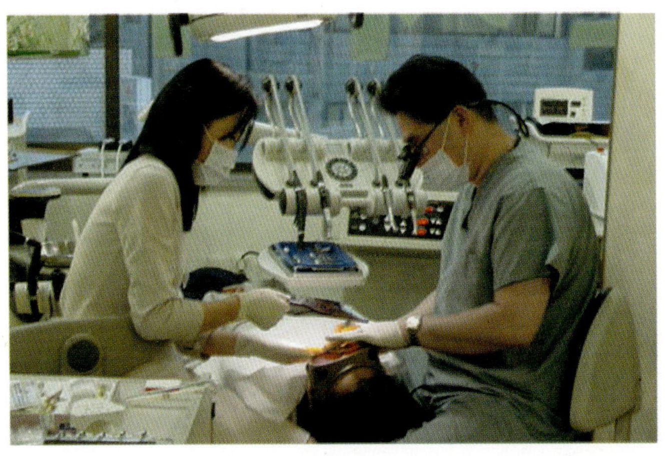

6 어린이의 치아

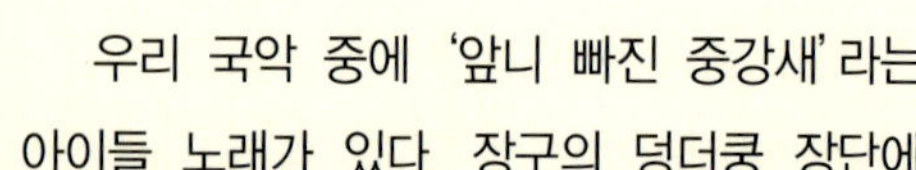

　우리 국악 중에 '앞니 빠진 중강새'라는 아이들 노래가 있다. 장구의 덩더쿵 장단에 맞춰 아이들은 '앞니 빠진 중강새 우물가에 가지 마라 붕어새끼 놀란다, 잉어새끼 놀란다, 앞니 빠진 중강새 닭장 옆에 가지 마라 암탉한테 채일라, 수탉한테 채일라' 하고 노래를 한다. 참새처럼 입을 벌려 노래하는 아이들의 앞니도 으레히 한 두개씩 빠져있기 마련이다.

　어린 시절 동네어귀에서도 '앞니 빠진 갈가지 우물가에 가지 마라 붕어새끼 놀린다' 하는 노래 소리가 들려왔다. 개구쟁이들이 무리 지어 이가 빠진 친구를 놀리느라 부르던 노래다.

　이처럼 어린 시절 빠진 이빨 때문에 놀림감이 되던 기억은 누구나 가지고 있다. 그 모양새가 얼마나 우스웠으면 심지어 붕어까지 놀렸을까! 조금씩 흔들리더니 어느 날 갑자기 앞니가 숭숭 빠져버렸을 때 아이들은 허전함을 느낀다. 그러다가 다시 뽀얀 이가 뾰족이 얼굴을 내밀면 기쁨에 겨워 작은 탄성마저 흘린다.

　우리 나라 옛날 풍습 가운데 젖니가 빠지면 빠진 이를 지붕 위에다 던지거나 불 아궁이에 넣어 태우는 방법이 있었다. 그리고 이를 뺀 후에는 소금물로 입안을 헹구게 했다.

　이런 풍습의 배경에는 이를 뽑고 난 후의 철저한 위생관리와 소독이라는 의미가 담겨있다. 뽑아낸 이에는 여러 가지 세균이 묻어있을 것이다. 그러므로 아이들의 손이 닿지 않고 햇볕을 곧바로 쬐는 지붕 위에 던져버리거나 불에 태움으로써 소독을 하려고 했던 것이다. 소금물로 입안을 헹구는 것도 이를 뽑아낸 자리로의 감염을 막기 위함이었다.

옛날에는 이를 뽑으러 치과에 가는 것은 도시에서나 있는 일이었다. 70년대 초까지만 해도 농촌에서는 흔들리는 이에 실을 걸어서 문고리에 매달아놓고 갑자기 밖에서 문을 열어 젖힘으로써 이를 뽑았다. 그래도 당시에는 부정교합이나 덧니 등이 드물었다.

요즘 아이들은 이가 조금만 흔들려도 부모 손에 이끌려 치과엘 온다. 그럼에도 불구하고 충치가 많아지고 부정교합인 어린이는 갈수록 늘고 있다. 그 이유는 무엇일까?

식생활의 변화가 가장 큰 원인으로 작용하고 있다. 과거에는 할아버지 할머니와 함께 사는 대가족이었으므로, 식탁에는 당연히 어른들이 좋아하는 잡곡밥과 멸치, 생선이나 채소 등이 올라왔다. 그러나 요즘은 햄과 육류 등이 주로 식탁에 오른다. 핵가족화 되면서 모든 생활패턴이 아이들 중심으로 맞춰지는 탓이다.

섬유질이 많고 딱딱한 음식은 오래 씹어야하므로 이와 턱의 발달을 돕는다. 그리고 씹으면 씹을수록 침 분비가 많아져서 충치가 생길 확률이 적어진다. 반면 요즘 아이들이 많이 먹는 음식은 부드럽고 단 것 위주이기 때문에 이나 턱이 제대로 발달하지 못해 부정교합이 많이 생긴다.

어려서부터 이를 잘 닦는 습관을 길러야한다. 식사 시간과 간식 시간을 정해두고 밥을 먹은 후, 그리고 간식을 먹은 후에는 꼭 칫솔을 쥐어주어 이를 닦도록 유도하자.

젖니의 건강이 간니의 건강으로 이어지듯이, 어린 시절에 들인 좋은 습관은 평생 동안의 건강 지킴이가 되어준다.

젖니는 간니의 길잡이

처음 나는 이를 젖니라고 한다. 가장 먼저 나오는 젖니는 아래 앞니로서 생후 8개월을 전후해서 볼 수 있다. 그 다음에는 윗니2개가 난다. 24개월이 되면 일반적으로 아래윗니 20개가 다 난다. 그러나 이가 나는 시기는 일률적이지 않고 아이 마다 다르다. 좀 늦거나 이르다고 해서 크게 걱정할 필요는 없다. 젖니는 간니가 나오는 길잡이 역할을 한다. 그러므로 젖니의 유지관리가 중요하다. 우유를 먹인 후에는 거즈로 닦아주다가 칫솔을 쥘 정도가 되면 칫솔질을 시킨다. 처음에는 부모가 도와주다가 서서히 혼자서 닦도록 유도한다.

젖니에서 가장 중요한 것은 큰 어금니다. 약 6세 때 나오는 큰 어금니를 젖니라고 생각하고 소홀히 여기기 쉽지만, 사실은 평생을 사용해야하는 간니다. 그러므로 자칫 관리를 소홀히 하면 평생을 상한 상태로 보내야 한다. 이 무렵에는 자주 살펴보고 큰 어금니가 나왔으면, 충치 예방치료인 실란트를 하는 것이 좋다.

간니는 평생을 써야한다

8세를 전후해서 젖니인 앞니가 빠지고 간니가 난다. 이 갈이는 대략 13~14세 경에 끝나고 28개의 간니가 다 난다. 그리고 18세를 전후해서 사랑니가 난다.

간니는 평생을 써야하므로 철저한 관리와 정기적인 구강검진이 필요하다. 또 충치가 많으면 두뇌 발달이 늦어지고 성장도 둔화된다는 연구 결과도 있으므로 한층 주의를 기울여야 한다.

단 음식은 가급적 피하고, 우유, 신선한 채소와 과일, 멸치, 생선 등을 많이 주도록 한다. 편식을 못하도록 하고, 실란트를 해주면 충치를 예방할 수 있다. 그리고 칫솔질을 꾸준히 하도록 지켜보아야 하며, 혀 닦기와 덴탈 플로스의 사용법을 가르쳐준다.

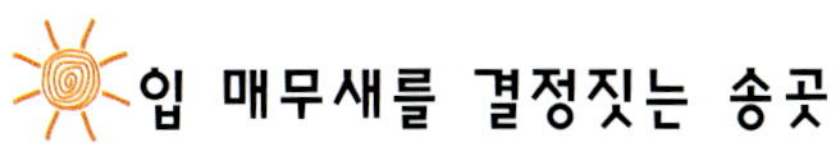 ## 입 매무새를 결정짓는 송곳니

송곳니는 비교적 늦게 나오는 간니다. 앞니와 작은 어금니가 다 나고 난 후에 나오기 때문에 공간부족으로 덧니가 되기 쉽다.

송곳니는 입술의 형태를 결정짓는다. 이가 빠진 할머니들의 경우 입매가 쪼글쪼글해지는 것을 생각하면 송곳니의 고마움을 느낄 수 있을 것이다. 끝이 뾰족하여 음식이 잘 끼지 않아 오래도록 쓸 수 있다.

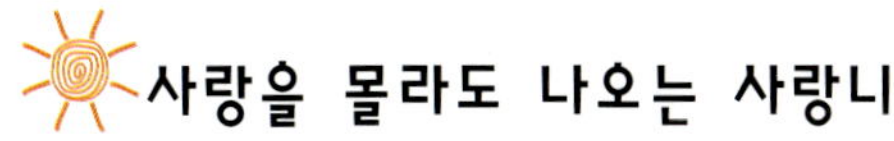 ## 사랑을 몰라도 나오는 사랑니

사랑니는 가장 마지막에 나오는 것으로 없어도 무방하다. 청소년기를 지나 성년기에 접어들면서 나온다. 입 가장 안쪽에 위치하며, 아래 위 4개다. 사랑을 알게 될 나이에 나온다고

해서 사랑니라고도 하고, 아픔이 커서 사랑니라고도 한다. 하지만 요즘 아이들은 워낙 영리해서 사랑니가 나기도 전에 이미 사랑을 알게된다고 하니, 어쩐지 시대에 맞지 않는 이름인 것도 같다.

아무튼, 사랑니는 탈이 많다. 비뚤게 자라는 경우, 잇몸을 뚫고 나오지 못하여 몹시 아프다. 사랑니 앓는 것을 흔히 '사랑의 아픔'에 비유하기도 한다. 이때는 잇몸을 째서 사랑니를 뽑고 다시 꿰매야 한다. 그냥 내버려두면 종양을 일으킬 수 있다. 잘 자랐다고 하더라도 칫솔이 들어가지 않아서 충치가 되기 쉬우므로 뽑을 것을 권한다. 15~24세 사이에 빼면 고통도 적고 회복도 빠르다. 그러므로 사랑니가 날 무렵이 되면 정기적인 구강검사를 통해 제때 발견하고 처치 해주어야 한다.

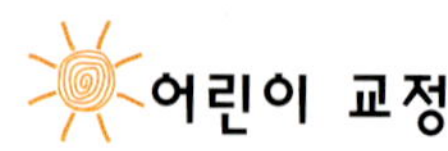

어린이 교정

이 배열이 나빠지는 데는 유전과 나쁜 버릇, 잘못된 발육, 어려서 이나 턱을 심하게 다친 경우, 젖니의 심한 충치 등 여러 가지 원인이 있다. 어린이의 이가 잘못돼 있으면 초기 교정을 통해 바로잡아주어야 한다. 초기교정이란 얼굴 주위의 근육과 턱뼈를 바로잡아줌으로써 간니가 제자리를 잘 찾을 수 있도록 도와주는 것을 말한다. 또 턱뼈를 바로잡아 주어 얼굴형이 나빠지지 않도록 해준다.

특히 앞니는 신경이 쓰이는 부분이다. 문제가 생기면 아주 미워 보이므로 각별히 신경을 써야 한다. 다음은 부모들이 많이 갖는 일반적인 고민들이다.

-앞니가 안 나오는 경우

간니가 만들어지지 않는 경우가 가끔 있다. 이때는 젖니를 최대한 오래 보존하다가 간니열이 다 만들어지면 그때 젖니를 빼고 새 이를 만들어 넣는다. 반대로 이 한 개가 더 나오는 경우에는 필요 없는 이를 빼고 벌어진 틈을 교정한다.

-앞니가 비뚠 경우

간니가 어느 정도 자리를 잡아서 나올 때쯤인 9~10세 경에 교정을 해주는 것이 효과가 확실하다. 기간은 1년 반~2년 정도 걸린다. 그 전에 교정을 하면, 일단 제자리를 잡은 듯이 보이나 곧 다시 비뚤어져 버린다. 그리고 다른 간니가 고르게 나오는데 방해가 될 수 있다.

-젖니의 충치가 심한 경우

젖니의 충치가 심하면 세균이 잇몸 속으로 들어가 그 안에 만들어져 있는 간니까지도 상하게 할 수 있다. 그러므로 충치가 아주 심하다면 미리 뽑아주는 것이 좋다.

-젖니를 미리 뽑은 경우

젖니를 너무 일찍 뽑으면 잇몸이 단단해져서 나중에 간니가 뚫고 나오기가 힘들어진다. 따라서 잇몸 안쪽을 뚫고 나온다든지 해서 부정교합이 될 수 있다. 그러므로 젖니를 미리 뽑을 때는 간니가 어느 정도 자리를 잡았는지 미리 사진을 찍어보고 결정하는 것이 안전하다.

-앞니 끝이 오톨도톨한 경우

자연스러운 현상이다. 앞니를 자꾸 사용하다보면 저절로 마모되어서 매끈해지므로 걱정할 필요가 없다.

-젖니 안쪽에 간니가 난 경우

젖니를 빨리 빼주면 간니가 저절로 제 자리를 잡는다. 간니가 나기 시작하는 6~7세 경에 미리 잇몸의 파노라마 사진을 찍어보면, 이런 문제를 미리 알고 대처할 수 있다.

-앞니가 지나치게 큰 경우

지금은 아이의 골격이 작으므로 새로 난 간니가 상대적으로 커 보일 수 있다. 다 자란 후에는 지극히 정상임을 알게 되므로 전혀 걱정할 필요가 없다. 지금 적당해 보이면 오히려 나중에 작아 보일 수 있음을 알아야 한다.

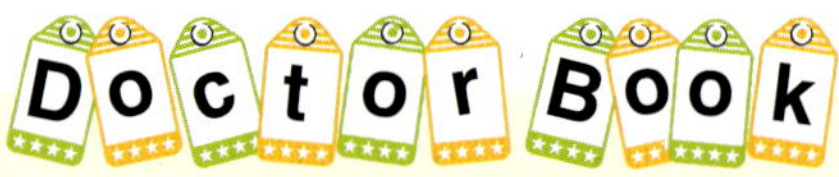

이발소 의사의 활약

14세기 유럽에서는 이발소에서 이를 뽑았다. 당시의 이발사들은 이를 뽑고, 면도를 하고, 몸의 피를 뽑아내는 사혈행위를 하였다. 그리고 초산을 발라서 이를 부식시킴으로써 이를 희게 만드는 미백 시술도 행하였다. 미백술을 받은 사람들은 훗날 극심한 충치에 시달리게 되었지만, 18세기까지 유행했다. 이발소의 간판이 빨강과 흰색의 원통모양을 한 것은 이와 같은 이발사의 역할과 관계있다. 사혈을 하기 위해 혈관이 더 잘 튀어나오도록 환자에게 막대기를 잡고 있도록 했는데, 이 막대기는 피가 튀어도 지저분해지지 않도록 붉은 색으로 칠해져있었다. 막대기를 사용하지 않을 때는 사혈한 팔에 감는 흰 붕대를 감아서 밖에 걸어두곤 했는데, 이것이 오늘날의 이발소 표시가 되었다. 이발업과 의료업은 20세기에 들어와서야 겨우 분리되었다.

젖니의 관리

충치가 심한 젖니는 빼야한다. 그냥 두면 염증이 생기고, 결국 간니가 손상을 입는다. 젖니가 일찍 빠진 자리에는 간니가 날 때까지 보정장치를 해주어야 한다. 그렇지 않으면 간니가 제 자리를 찾지 못해 덧니가 될 수 있다.

젖니가 날 무렵부터는 습관적인 행동들에 신경을 써야 한다. 잘 때 우유 병을 물고 자면 이의 위치가 나빠진다. 우유 병의 젖꼭지 모양도 부정교합을 만드는 원인이 될 수 있으므로 실제 젖꼭지와 같은 모양의 것을 골라야한다. 또 오래도록 손가락을 빨면 앞니가 뻐드렁니가 될 수 있다. 손 빠는 버릇을 없애기 위해 물려주는 공갈젖꼭지 역시 3~4세 이후에도 물고 다니면 부정교합이 될 수 있다.

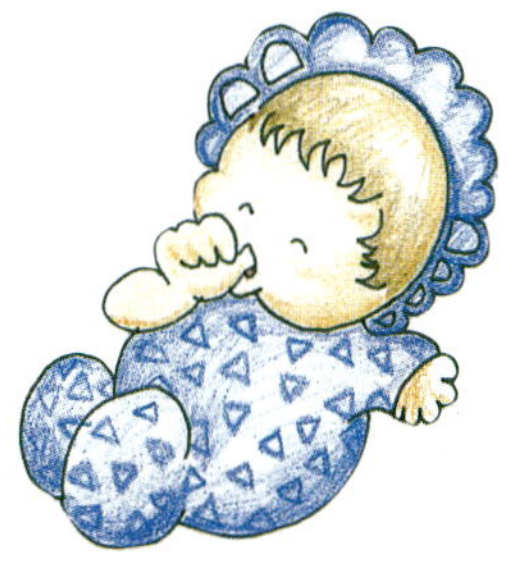

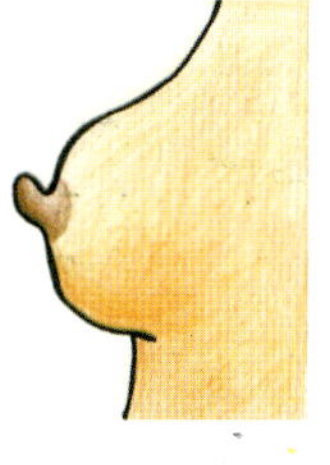

▲ 바람직한 젖꼭지 모양

칫솔의 역사

 말 털로 이를 닦던 옛날사람들

옛날 사람들은 이를 닦을 때 무엇을 사용했을까? 증조할아버지 세대에서 손가락에 굵은 소금을 묻혀서 이를 닦던 것처럼 손가락을 이 닦기 도구로 사용했을까?

예상과는 달리 그들은 오늘날과 흡사한 모양의 칫솔을 만들어서 사용했다. 그리고 서양보다는 동양에서 더 빨리 칫솔을 만들어 썼던 것으로 추정된다.

칫솔은 953년경 중국에서 처음 등장했다. 959년경의 무덤 발굴과정에서도 상아로 만든 칫솔손잡이 2개가 나왔다. 송나라에서는 쇠뿔로 만든 손잡이에 말 털을 심어서 이를 닦는데 사용했다는 기록이 남아있다.

1498년 중국과 시베리아의 극한지역에서는 돼지목털을 대나무나 짐승 뼈에 묶어서 칫솔로 사용했다. 이것은 유럽에도 전해졌지만, 돼지털은 너무 뻣뻣했던 탓에 인기를 끌지 못했다. 유럽인들은 부드러운 말 털을 더 좋아했다.

서양에서 칫솔이 널리 사용된 것은 17세기부터이다. 그후 오소리 털 등 여러 짐승의 털로 칫솔이 만들어졌다.

1950년 오늘날과 같은 나일론 털 칫솔이 개발됨으로써 말과 돼지는 비로소 털이 뽑히는 수난에서 벗어날 수 있었다.

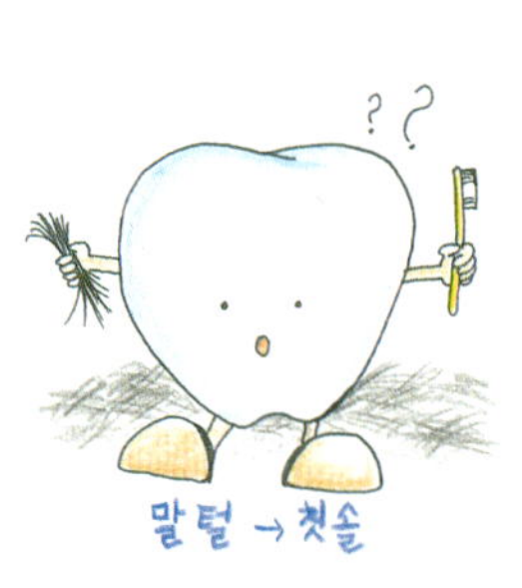

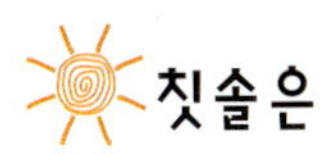
칫솔은 이쑤시개에서 비롯됐다

칫솔은 이쑤시개에서 비롯됐다. 기원전 3천년 경 이집트 묘지에서는 '추 스틱'이라는 이쑤시개가 발견되었다. 로마 귀족들은 이를 닦는 노예를 따로 두고 있었는데, 이들 노예가 사용한 것은 유향나무의 작은 가지였다. 그리고 네덜란드에서는 평평한 나무 끝은 이용해 이 표면을 닦아냈다. 후대로 내려오면서 금, 은으로 만든 이쑤시개가 만들어져 신분의 상징으로 쓰이기도 했다.

치 약 의 역 사

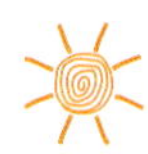
최초의 치약은 오줌

고대인들은 오줌으로 이를 닦았다. 기원전 1세기 로마의 귀족들은 오줌으로 이를 닦으면 이가 하얗게 되고 잇몸이 튼튼해진다고 믿었다. 특히 농도가 짙다는 포르투칼인들의 오줌이 큰 인기를 끌었는데, 귀부인들은 포르투칼인들의 오줌을 사는데 많은 돈을 들였다.

오줌은 18세기에 들어와서도 쓰여졌

다. 오줌 속의 암모니아 성분이 약을 활성화시키는데 도움이
되기 때문이었다.

충치 예방재료인 불소가 처음 발견된 것은 1802년 한 이탈
리아의 치과의사에 의해서였다. 1915년 미국에서의 실험을
거쳐서 불소는 음료수와 치약 등에 첨가되었다.

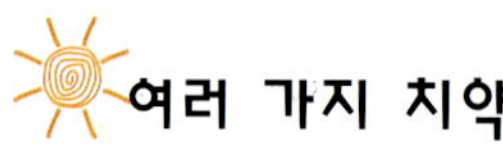
여러 가지 치약

치약은 말 그대로 이에 작용하는 약이라는 뜻이다. 이에 붙
은 플라그를 더 잘 떨어져나가도록 도와준다. 그리고 불소가
들어있어서 충치를 예방하는 효과도 있다.

최근 시중에는 여러 가지 종류의 치약들이 쏟아져 나오고 있
다. 미백치약, 잇몸병예방 치약, 한방죽염치약 등 이름도 다양
하다. 이들 치약에는 이를 닦는 성분에 미백제, 잇몸치료제 등
여러 가지 기능성 물질이 더 들어가 있다. 보통은 맛이나 향으
로 치약을 선택하면 되지만, 이에 문제가 있는 사람들은 증상
에 맞게 기능성제품을 쓰면 도움이 된다.

제 대 로 이 닦 기

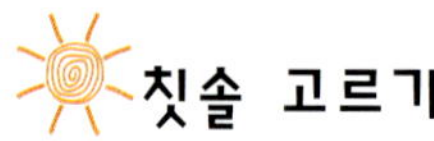
칫솔 고르기

칫솔을 고를 때는 우선 쓸 사람의 나이와 이의 크기에 맞는

크기와 재질의 것을 골라야한다. 그리고 이 닦기 습
관에 잘 맞는 것인지 등도 꼼꼼히 따져보아야 한다.

* 털

칫솔의 털은 이를 닦는 사람의 잇몸 상태와 이 닦
기 습관에 맞는 것으로 골라야 한다. 잇몸이 약하거나
잇몸에 병이 있는 사람은 처음에 부드러운 것을 쓰
다가 증상이 좋아지면 조금 더 센 것으로 바꾸도록
한다. 일반적으로는 너무 부드럽거나 너무 억세지 않은 보통
의 것을 선택하는 것이 가장 무난하다. 털은 가늘고 끝이 둥글
며 탄력이 있어야 한다. 털끝이 뾰족하면 잇몸에 상처를 입을
수 있기 때문이다.

* 손잡이

칫솔 손잡이는 플라스틱 일변도에서 플라스틱에 고무성분
이 더해진 것으로 바뀌고 있다. 고무가 더해진 것은 탄력성이
있고 휨이 좋아 입안의 구석진 부분을 닦을 때 도움이 된다.

* 크기

칫솔 머리는 이를 닦는 사람의 이 크기에 맞춰야 한다. 일반
적으로 이 두 개 반정도의 크기가 권장되고 있다.

칫솔 교환시기

칫솔은 교환시기가 정해져 있지는 않지만 털끝이 벌어지거
나 탄력이 떨어지면 바꿀 시점이다. 칫솔을 사용한지 4주 정도
가 지나면 세균이 자라기 시작하므로 1개월이 사용한계라는
주장도 있다.

칫솔은 살균기에 보관하거나 바람이 통하고 햇빛이 잘 드는

곳에 두어 말려서 써야 한다. 그리고 다른 칫솔과 머리 부분이
서로 닿지 않도록 주의해야 한다.

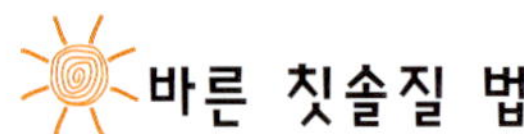

바른 칫솔질 법

칫솔질의 포인트는 힘을 빼고 닦는 것이다. 힘을 너무 가하
면 뿌리 부분이 드러나거나 표면이 떨어져나가 이가 시린 원
인이 된다. 손에 힘을 빼듯하고 이 표면을 둥글게 닦아주는 것
이 좋다.

하루 동안의 칫솔질 횟수는 아침, 점심, 저녁, 잠자리에 들
기 전 4번, 각 3분씩이 원칙이다. 하지만 식사 사이에 간식을
먹는다면 그때도 닦아주어야 한다. 그리고 이를 닦을
때 사용하는 치약의 양은 완두콩알 정도면 적당하
다.

칫솔질을 아무리 꼼꼼하게 하더라도 완벽할 수 없으
므로 칫솔질 후에는 반드시 덴틀 플로스(Dental floss)
를 이용해 이 사이에 남아있는 플라그와 음식물을 빼내도록
한다.

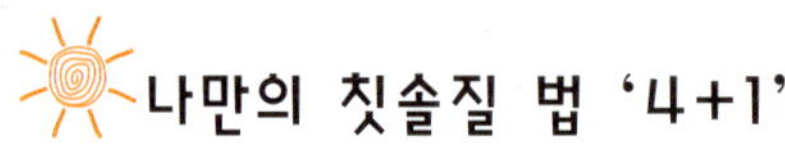

나만의 칫솔질 법 '4+1'

지금까지 소개된 바른 칫솔질 법에는 여러 가지가 있다. 이
와 잇몸의 경계선에 칫솔을 45° 각도로 대고 지그시 누르면서
위 아래로 흔들어주는 바스법, 칫솔을 이에 직각으로 대고 이
안쪽에서 밖으로 쓸어내는 스틸맨법 등이 그것이다.

그러나 나는 '4+1'을 권하고 싶다. '4+1'은 나만의 독특한 칫솔질 법인데, 엄지와 검지, 중지, 약지로 칫솔 대를 잡고 새끼손가락으로 칫솔 대 밑을 보조적으로 받치는 것이다. 실제로 이렇게 이를 닦아보면 다른 방법에 비해 손에 가하는 힘이 반으로 주는 것을 느낄 수 있다. 그리고 시간은 배로 늘려서 닦으면 가장 확실한 효과를 느낄 수 있다.

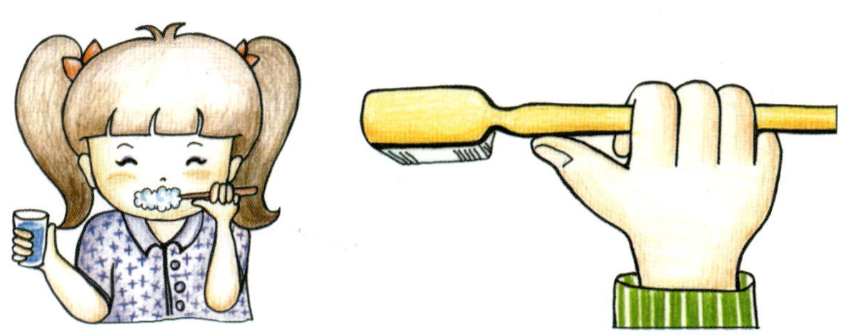

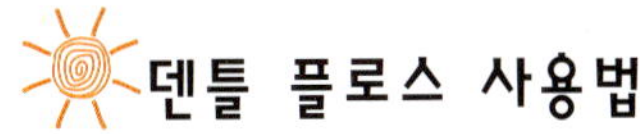 덴틀 플로스 사용법

덴틀 플로스는 특수 코팅한 실을 여러 겹 꼬아서 만든 것으로 양치질 후 이와 이 사이에 낀 음식물과 플라그를 없애는데 아주 유용하다. 실 길이를 약 30센티 정도 잘라서 양손의 검지 손가락에 몇 번 감아 팽팽하게 만든 후 앞뒤로 살살 흔들면서 이 사이로 밀어 넣는다.

만약 실이 갈라진다면 그 부분에 충치가 있을 가능성이 높다.

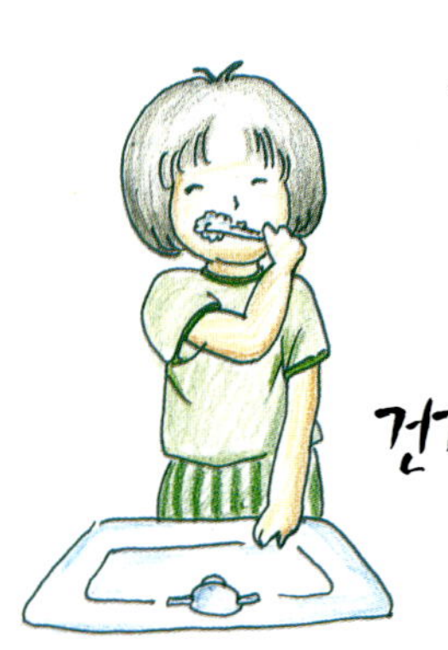# 건강한 이 만들기 10계명

1. 음식을 먹은 후 반드시 3분 안에 이를 닦는다.

2. 이를 닦은 후 덴탈 플로스를 이용해 잇몸을 마사지한다.

3. 이쑤시개는 쓰지 않는다.

4. 부드러운 음식과 단 것을 피한다.

5. 우유, 신선한 야채와 생선을 즐겨 먹는다.

6. 양쪽 이로 고루, 또 오래 씹는다.

7. 일년에 1~2회 스케일링을 한다.

8. 담배를 끊고 술은 절도 있게 마신다.

9. 규칙적인 생활을 한다.

10. 3~6개월에 한번씩 정기검진을 받는다.

PART 3

아름답고 건강한 이(齒) 만들기

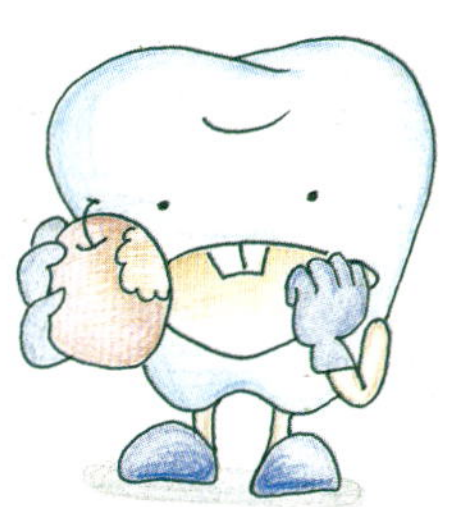

1 스트레스와 충치

　몇 년 전 서울 신촌에 처음으로 산소방이 선을 보였다. 이곳에서는 고객에게 일정량의 산소가 든 팩을 제공해주고, 고객은 가장 편한 자세로 산소를 들이킨다. 신선한 산소를 공급함으로써 공해와 스트레스에 찌든 사람들의 몸과 마음을 맑게 해주는 것이 산소방의 목적이다. 이 사업은 이미 일본과 같은 나라에서는 미래형 아이템으로 이목을 끌고있다. 그냥 대기 중에 떠있는 산소를 마시는 것만으로는 찌든 몸과 마음이 회복되지 않을 정도로 오늘을 사는 우리는 스트레스 과부하의 단계에 다다른 것이다.

　작품성 짙은 유럽 영화가 외면 당하고, 오락성 짙은 헐리웃 영화가 전세계를 장악한 이유는 가벼움에 있다. 스토리를 몰라도 선과 악의 대비가 분명하므로 언제든지 합류가 가능하고, 제작비를 쏟아 부어 만든 장대한 화면과 액션, 그리고 쫓고 쫓기는 스릴을 즐기다보면, 어느새 한시간 반의 상영시간이 후딱 지나가 버린다. 산소처럼 신선하지는 않더라도 현실의 복잡한 일들로부터 벗어나 가볍게 머리를 식히는데는 그만인 것이다. 최근 컴퓨터 게임 매니아가 폭발적으로 늘어나는 것도 마찬가지 맥락이다.

　사회가 복잡해지면 질수록 우리는 더 많은 스트레스에 시달리게된다. 실제로 우리 나라 30~50대 직장인의 대다수가 만성두통과 위장장애를 앓고 있거나 앓은 적이 있다고 한다.

미국 미시간대의 제임스하우스 박사의 연구에 따르면, 스트레스에 심하게 시달려온 사람들은 그렇지 않은 사람들보다 사망률과 질병에 걸릴 확률이 배로 높았다. 그는 이같은 연구결과에 근거하여 '흡연이나 음주, 비만보다 훨씬 더 건강에 해로운 것이 바로 스트레스'라고 주장하고 있다.

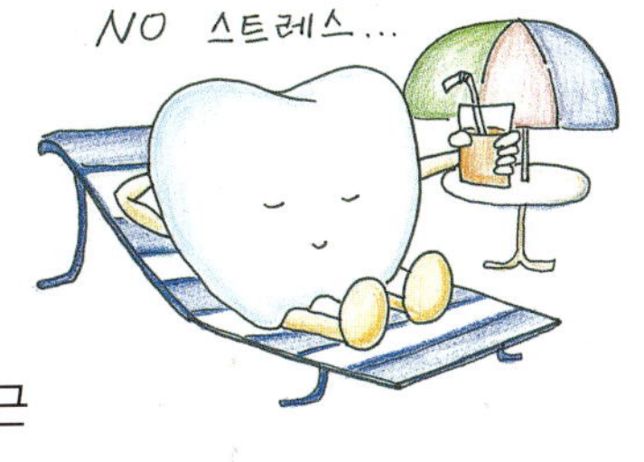

스트레스는 위장장애나 수면장애, 과민성 대장증상, 피부병, 정신장애, 입술 주위의 염증 등을 가져온다. 그리고 치과건강에도 치명타를 입힌다. 이를 입증하기 위해, 미국의 치과의사 마틴 프로텔은 치과환자들의 50%정도가 정신적인 긴장감이나 불안감 속에서 생활하는 사람들이라는 통계결과를 내놓았다. 또 일본 동경대의 시무라 노리오교수는 스트레스 수치가 높은 집단이 낮은 집단보다 훨씬 충치가 많았다는 연구결과를 내놓았다.

말 그대로 스트레스는 만병의 근원이다. 우리는 흔히 긴장을 했을 때 입이 타는 듯한 느낌을 받는데, 이는 심리적으로 긴장을 하면 침의 분비가 줄어들기 때문이다. 침에는 충치를 만드는 세균을 억제하는 성분이 함유되어있으므로, 침의 분비가 준다는 것은 그만큼 세균의 활동력이 높아진다는 뜻이다. 또 긴장을 하고 있으면 아드레날린이 분비되는데, 아드레날린은 항체생산을 떨어뜨린다. 그러므로 스트레스를 받는 만큼 충치나 플라그의 생성, 치주염 등에 걸릴 우려가 높아진다. 또 근육이 긴장되고 자기도 모르게 이를 꼭 다물게 되므로 이 뿌리에 힘이 가해져서 심하면 이가 흔들릴 수도 있고, 턱관절에 무리가 올 수도 있다.

스트레스라는 복병에 발목을 잡히지 않기 위해서는 시간을 내어 자연을 가까이하는 등 마음의 여유를 가져야 한다. 운동과 같은 신체 활동도 스트레스를 없애는데 효과가 있다.

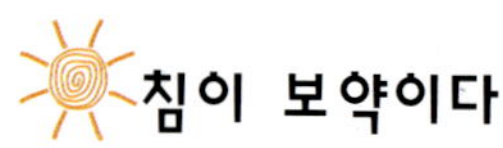

침이 보약이다

충치를 예방하는 데 있어서 침보다 더 좋은 약은 없다. 동의보감에도 '입안에 생기는 침은 인삼이나 녹용보다도 더 좋은 보약이다'고 적혀 있다.

옛날 사람들은 몸에 긁힌 상처가 나거나 벌레에 물리면 우선 침부터 발랐다. 침에 든 어떤 성분이 상처를 낫게 한다고 믿었던 것이다. 그리고 음식을 꼭꼭 씹어서 삼키면, 장수할 수 있다고 하였다.

침은, 아직까지 다 규명해내지는 못했지만, 여러 가지 이로운 기능을 지닌 물질로 알려져 있다. 침에는 리소자임이라는 항생물질이 섞여있어서 밖으로부터 안으로 침입하려는 세균을 1차적으로 막아준다. 그리고 음식에 든 발색제나 산화방지제 등 몸에 해로운 물질의 작용을 막아준다. 또 침에 든 아밀라제라는 효소는 위에서 음식이 더 잘 소화될 수 있도록 돕는다. 이 밖에 암이나 에이즈와 같은 현대의 불치병을 예방하는 물질도 들어있다.

이의 건강을 유지하는데 있어서 침은 매우 중요하다. 침샘의 분비가 활발해 늘 입안에 침이 괴어있는 사람은 충치가 잘 생기지 않는다. 반면, 입이 자주 건조해지는 사람은 이와 잇몸병을 앓을 확률이 높다.

입안을 청소하는 침의 신비

침은 99%의 물로 이루어져 있다. 나머지 0.5%의 유기성분과 0.5%의 무기성분을 포함한다. 순수한 상태의 침은 아무런 색이나 맛, 냄새가 없다.

　침샘에서 만들어진 침은 입, 목, 식도, 위 등의 점막에 자극을 받으면 자연적으로 분비된다. 특히 신맛에는 아주 예민하게 반응하는데, 입에 들어온 산과 알칼리에 대해서 산도를 높이거나 낮추는 완충제 역할을 한다.

　입이 늘 깨끗한 상태를 유지할 수 있는 것은 음식물 찌꺼기를 씻어 내리는 침이 있기 때문이다. 침은 체내의 수분조절에도 관여를 하여, 우리 몸에 수분이 부족해지면 적게 분비됨으로써 목마른 느낌이 들도록 해준다.

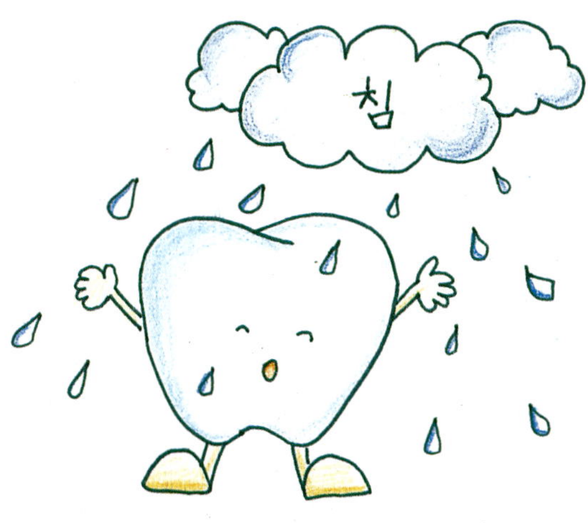

2 혀 닦기

프랑스 남부나 독일의 바젤과 같은 시골마을에 가면 지금도 직접 담근 포도주를 따지도 않은 채 수 십 년간 창고에 보관해 놓은 집들이 많다. 물론 더 오래 묵혀 상품 가치를 더 높인다는 측면도 있겠지만, 아주 중요한 일이 있을 때나 귀한 손님이 왔을 때 쓴다는 목적도 다분하다. 갑자기 손님이 찾아왔을 때, 잘 익은 포도주를 대접하는 주인의 소박한 얼굴에는 뿌듯함이 일렁거린다.

몽골에 가면 즉석에서 받은 따끈따끈한 양의 피를 건네는 게 최고의 손님 대접이라고 한다. 유목민족인 몽골인들에게 있어서 양은 아주 귀한 식량자원이다. 그럼에도 멀리서 찾아온 반가운 사람을 위해 주저 않고 양의 목에 칼을 들이댄다.

귀한 이를 대접하기 위해서 잘 갈무리해두었던 재료를 꺼내와 음식을 장만하는 것은 나라와 시대를 불문하고 꼭 같다. 이것은 바로 음식이 갖는 '나눔의 미학' 때문이다.

음식을 나누어 먹는 것은 사람 사이를 무척 가까워지게 한다. 음식을 함께 먹는 것은 서로의 생각과 정서를 나누는 것이다. 또 이야기를 나눌 때 알게 모르게 앞에 놓인 접시에 서로의 침이 섞일 수밖에 없다. 그것을 먹으면서 서로를 더 잘 이해하고, 더 깊은 정을 느끼게되는 것이다. 우리가 흔히 가까운 사이를 나타낼 때 '한솥밥을 먹는 사이' 라는 말을 하는 것도 이 때문이다.

키스도 음식과 마찬가지의 의미를 담고 있다. 음식은 여럿이 함께 나눠 먹을 수 있지만 키스는 특정 상대와의 일대일 만남에서만 성립된다는 것이 다를 뿐, 나눔의 행위라는 점에서는 같다. 만난 지 오래되지 않는 남녀라고 하더라도 일단 서로의 입과 혀가 부딪히고 나면 아주 친밀한 감정을 갖게 된다. '나눈다'는 것은 이처럼 아름답고 서로를 행복하게 만들어주는 일이다.

하지만 이가 나빠서 음식을 제대로 못 먹는다거나, 입 속에 질환이 있어서 좋아하는 사람과 키스를 할 수 없게 된다면 나눔의 행위가 더 이상 아름답지 않고 곤혹스러움으로 다가올 것이다.

어떤 청년은 여자친구가 생긴 후로 늘 구강 스프레이를 가지고 다닌다고 한다. 또 집과 직장에 구강세정제를 준비해 두고 수시로 입을 씻어내는 사람도 많다. 그러나 이와 같은 노력은 일시적인 효과를 나타낼 뿐, 근원적인 관리는 되지 않는다. 근원적인 관리를 위해서는 우선 매일 아침 점심 저녁과 잠자리에 들기 전 네 차례에 걸쳐 꼼꼼하게 칫솔질을 해야한다. 그리고 혀 닦기 기구를 이용해 매일 한 두 차례 혀를 닦아주어야 한다. 혀 닦기는 칫솔질만큼이나 중요한 일이다.

꼼꼼한 칫솔질에도 불구하고 입 냄새를 호소하는 경우가 있다. 이는 바로 혀에 붙어살고 있는 박테리아 때문이다. 음식을 먹고 나면 이빨 뿐 아니라 혀에도 음식물 찌꺼기가 붙게 되는데, 이것이 바로 충치나 잇몸질환의 원인이 된다. 따라서 이를 닦을 때는 혀도 같이 닦아주어야 한다. 칫솔로 닦아주어도 되지만, 칫솔로는 혀 안쪽까지 닦아내기가 어렵다. 이와 같은 점에 착안해 만들어진 혀 닦기 기구가 별도로 나와 있다.

이와 입 속 관리는 평소에 철저히 해두어야만 언제가 될지 모를 나눔에의 초대를 기꺼운 마음으로 받아들일 수 있을 것이다.

입 속 박테리아 퇴치 법

우리 입 속에는 무수한 균이 살고 있다. 그 중 하나인 혐기성 박테리아는 혀의 표면에 붙어산다. 음식을 먹으면 그 찌꺼기가 혀 표면에 달라붙어 균류와 더불어 화학적 작용을 일으킨다. 이때 유황혼합물이 생기는데, 이것이 나쁜 냄새를 일으키거나 충치와 같은 여러 가지 구강질환을 일으킨다. 또 혀에 잘 끼는 백태도 마찬가지로 박테리아의 온상이 된다.

그러므로 양치질 못지 않게 중요한 것이 바로 혀 닦기이다. 입 냄새로 고민하던 사람들도 혀를 잘 닦아주면 냄새가 많이 줄어듦을 스스로 느낄 수 있다. 칫솔질만으로는 유황혼합물의 25%만이 없어지지만, 혀를 닦아주면 75%까지 없앨 수 있다. 혀 닦기는 바로 입 속의 박테리아 강력 퇴치법인 셈이다.

혀를 닦을 때는 안에서 밖으로

혀 닦기는 이미 오래 전부터 행해져 왔다. 인도의 역사가 기록된 문헌에 혀 닦기에 관한 내용이 실려 있고, 일본에서는 이미 수 백년 전부터 혀를 닦았다는 기록이 있다.

혀를 잘 닦아주면 입 냄새가 줄어들 뿐 아니라 충치와 같은 구강질환을 예방할 수 있다. 또한 나이가 들면서 점점 사라져

가는 입맛을 되찾을 수도 있다.

혀를 닦을 때는 혀의 안쪽 깊은 곳에서부터 앞쪽으로 두 세 차례 부드럽게 닦어준 후 따뜻한 물이나 구강세척액으로 입을 헹궈낸다. 횟수는 최소한 하루 두 차례가 적당하다.

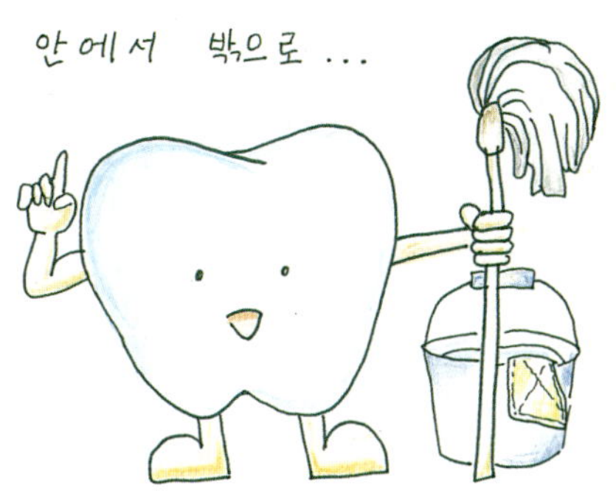

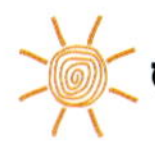 혀 클리너를 이용하면 더 쉬워

혀 닦기 도구가 미국에서 첫선을 보인 것은 1920년이었다. 그 후 30여가지 이상의 도구가 특허 출원되었다. 칫솔로는 효과적으로 혀를 닦을 수 없기 때문이다. 칫솔을 사용하여 혀를 닦으면 솔의 압력으로 백태가 옆으로 나뉘어 이동된다. 또 혐기성박테리아와 음식찌꺼기는 주로 혀의 안에 모여있는데, 칫솔로는 잘 떼어낼 수 없다. 칫솔을 입 안 깊은 곳까지 넣으면 구토증상이 일어나기 때문이다.

그러므로 혀의 안 깊은 곳까지 들어갈 수 있도록 특별히 고안된 혀 클리너를 이용하면 훨씬 쉽게 혀를 닦아낼 수 있다.

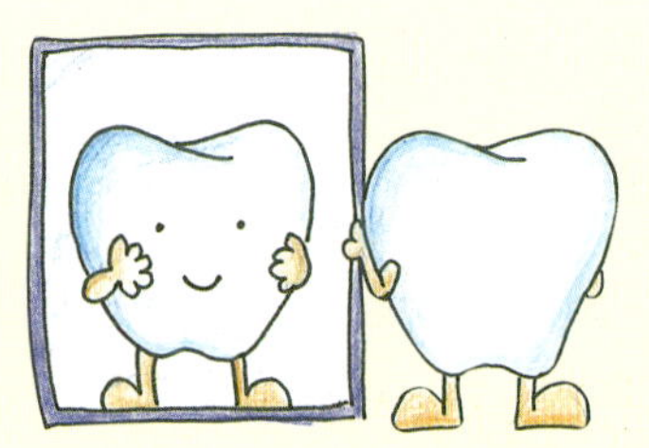 3 분홍빛 잇몸

"나는 영혼을 위한 미장원을 열고 싶다. 내 영혼이 아름다워서도, 기적을 행하고 싶어서도 아니다. 찾아오는 이의 마음속을 아름답게 손질해주기 위해서이다." 시인 장 콕도는 이런 말을 했다. 외적 아름다움과 화려함을 지나치리만큼 강조하는 요즘, 내적 아름다움을 강조하는 그의 말은 여러 가지 많은 것을 생각해보게 한다.

'얼굴만 예쁘다고 여자냐, 마음이 고와야 여자지' 하고 원로 가수 최희준은 노래했다. 고전소설 박씨부인전에 등장하는 박씨부인은 그야말로 '박색'이었지만 집안을 일으켜 세우고, 여러 가지 복을 받음과 더불어 남편의 사랑도 받았다. 천한 무수리의 몸으로 숙종의 눈에 들어 영조임금을 낳은 숙의 최씨도 마음씨는 후덕했을지언정 그 외모는 볼품이 없었다고 한다. 여자는 아니지만, 노틀담의 곱추에 등장하는 주인공 콰지모도는 또 어떤가. 괴물 같은 외모에도 불구하고 착한 마음씨를 지녀 결국은 아름다운 집시여인의 사랑을 얻을 수 있었다.

이처럼 아름다운 마음씨는 외적 아름다움을 능가하는 힘을 지니고 있다. 하지만 여기에는 간단히 묵과하고 넘어갈 수 없는 부분이 있다. 그것은 바로 육체와 정신이 서로간에 강력한 상호작용을 한다는 점이다. 즉, 육체의 아름다움은 정신을 일깨우고, 정신의 아름다움은 육체마저도 빛나게끔 만들어주는 것이다.

'외모가 아름다우면 마음씨도 아름답다'는 말을 흔히 하는데, 그것은 상당부분 사실이다. 아주 악한 마음씨를 타고나지 않은 이상, 사람은 누구나 칭찬을 받으면 기분이 좋아지고, 좋은 일을 하고 싶어진다. 주변의 칭찬이 결국은 그 사람의 정신 활동을 더 바람직한 방향으로 이끌어 준다. '겉모습이 바뀌면 영혼도 따라 변한다'는 말이 나오는 것도 결코 무리가 아니다.

아름다움에 대한 열망은 비단 여성들에게만 국한된 것이 아니다. 남자 여자 할 것 없이 인간은 누구나 아름다운 영혼을 갖기를 소망한다. 외모는 타고 나는 것이지만, 마음은 스스로 원하는 방향으로 가꾸어갈 수 있다.

장 콕도는 시나 연극과 같은 예술 창작 활동을 통해서 영혼을 아름답게 손질해주고 싶다던 뜻을 어느 정도 이루었다. 그러나 보통의 삶을 사는 사람들은 어떤 방법으로 영혼을 가꿀 수 있을까? 나는 그 한가지 방법으로 '환한 웃음'을 제안하고 싶다.

지금 당장 거울 앞으로 달려가 기분 좋게 웃어보자. 그것도 아주 큰 소리로, 크게 입을 벌리고 웃어보자. 활짝 벌어진 입 속에서 빛을 발하는 이와 분홍빛 잇몸은 내가 신체적으로나 정신적으로 아주 건강함을 증명해주는 것이다.

내가 건강하다는 것을 깨닫는 순간 영혼도 더불어 한층 더 활기차고 건강해 진다. 또 자주 웃으면 피의 순환도 좋아져서 얼굴에는 생기가 넘치고 분홍빛이 감돈다. 웃음이 곧 마음의 기쁨으로, 마음의 기쁨이 곧 웃음으로 바뀌는 순간이다.

환한 웃음과 건강한 치아, 그리고 분홍빛 잇몸이 결국은 아름다운 영혼을 가꾸는 텃밭이 될 수 있다.

호랑이보다 무서운 잇몸병

옛날 어린이들은 마마나 호환(虎患)을 가장 두려워했다지만, 치과에서는 마마나 호환보다 더 무서운 것으로 잇몸병을 친다. 잇몸은 바로 이를 지탱해주는 기초이기 때문이다.

부실공사로 건물이나 다리가 장난감처럼 무너지듯이, 만약 잇몸이 부실해진다면 우리의 이 전체가 무너질 수 있다. 그러므로 '이 없으면 잇몸으로 산다' 는 옛말도 따지고 보면 잇몸이 건강할 때나 가능한 말이다.

의외로 많은 사람들이 잇몸 때문에 고생을 하고 있다. 우리나라 성인들의 절반 이상이 이를 닦을 때 잇몸에서 피가 나는 것을 경험하며, 잇몸염증으로 인한 입 냄새로 고민한다고 한다. 또 35세 이상의 75%가 풍치나 치주질환을 앓았거나 지금도 앓고있다고 한다.

잇몸병의 주원인은 세균덩어리인 플라그다. 플라그 1mg에는 2억 마리의 세균이 들어있다. 플라그는 이에 달라붙어서 끈적끈적해지면서 독소를 내는데, 이들 독소의 공격을 받아 잇몸은 붉게 부풀어오르거나 피가 나며, 염증이 생겨 고름이 나오기도 한다. 앞니 사이가 벌어지고 이가 흔들리고 쑤시면 일단 잇몸병을 의심해보아야 한다.

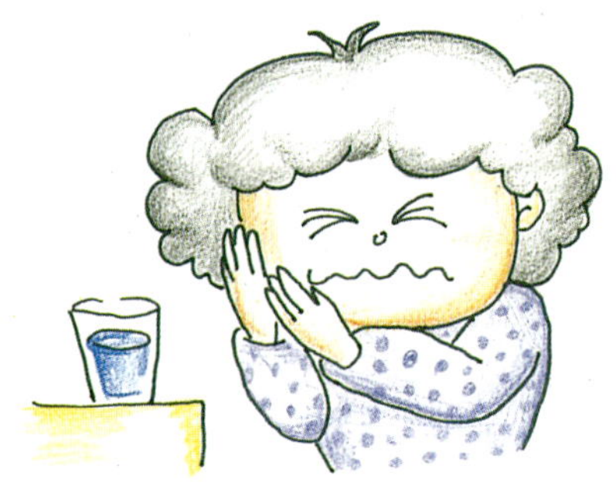

 ## 정기적인 잇몸청소, 스케일링

플라그는 잇몸에 염증을 일으키고 급기야 잇몸 뼈까지 녹이는, 그야말로 무시무시한 세균덩어리다. 이 플라그를 없애는 것이 잇몸병을 막는 지름길이 된다. 평상시 이 건강에 자신이 있는 사람도 칫솔질을 소홀히 하지 말아야 한다.

잇몸병을 예방하기 위해서는 음식을 먹은 후 3분 이내에 칫솔질을 하는 것이 기본이다. 그러나 칫솔질만으로 이 표면에 달라붙는 플라그를 완전히 없애기는 힘들다. 플라그를 방치해 두면 딱딱해져 치석이 되는데, 치석은 바로 세균들의 소굴이 된다. 따라서 정기적인 스케일링을 통해 치석을 없애주어야 한다.

스케일링은 보통 일년에 한번 정도가 적당하나, 담배를 많이 피우는 사람이나 플라그가 남보다 더 많이 생기는 사람은 일년에 두 번 정도가 알맞다.

스케일링을 통해 이와 잇몸을 청소하는 동시에 치료까지도 가능하다. 치석을 제거하는 것만으로도 초기 잇몸병은 치료가 된다. 또 모르고 있던 부위의 충치나 잇몸병을 일찍 발견해서 치료 할 수 있으므로 스케일링은 여러 가지로 도움이 된다.

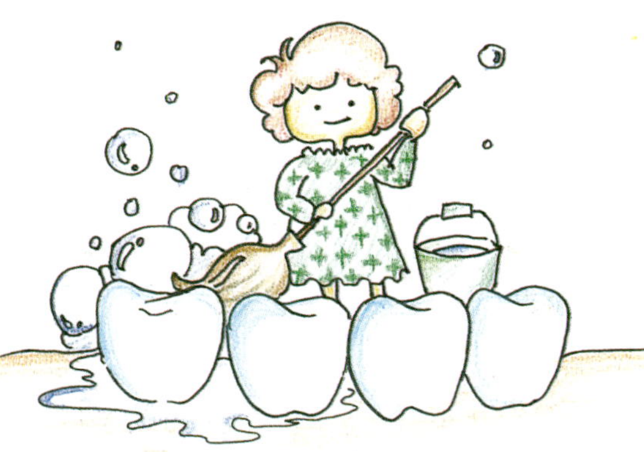

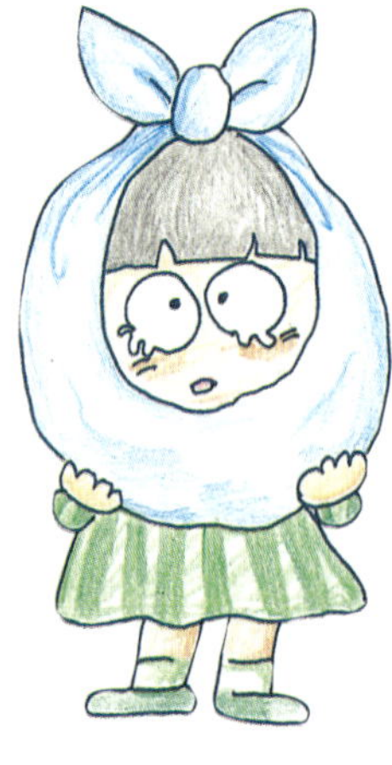

☀ 아플 때는 이미 늦다

잇몸병은 마치 보슬비와 같다. 보슬비가 소리 없이 살금살금 땅을 적시듯, 잇몸병은 별 자각 증상이 없이 야금야금 잇몸을 무너뜨리기 때문이다. 따라서 아프거나 이와 잇몸이 이상함을 느끼고 치과를 찾을 때는 이미 병이 상당히 진행된 경우이다.

잇몸병은 세균 감염에 의한 질병이다. 세균 외에도 영양결핍이나 흡연 스트레스, 당뇨병 등으로 건강이 나빠져 생기거나, 피임약, 항우울제, 고혈압약과 같은 약물이 원인이 되기도 한다. 여성의 경우는 임신 중 호르몬의 변화로 잇몸병이 생길 수 있다.

만약 잇몸병이 깊어진 상태라면 스케일링만으로는 치료가 되지 않는다. 잇몸을 째서 염증 부위를 도려내어 세균이 자랄 공간을 아예 없애야 한다. 이때 레이저를 사용하면, 수술로 인한 아픔이 적고 후유증도 적으며 회복도 빠르다.

잇몸이 부었을 때 흔히 잇몸 약을 먹는데, 약은 일시적으로 덜 아프게 해줄 뿐, 근원적인 치료는 되지 않는다. 약만 믿고 있다가 잇몸이 완전히 망가져서 치과를 찾는 어리석음을 범하지 말아야 한다.

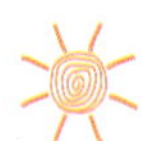

☀ 레이저로 분홍빛 잇몸 만든다

건강한 잇몸은 분홍빛을 띤다. 그러나 간혹 색소가 지나치게 많이 만들어져서 갈색이나 흑갈색으로 변하는 경우가 있

다. 또 검은 반점이 입술이나 잇몸에 나타나
기도 한다. 이 경우 대부분 병으로는 진행
되지 않지만, 보기에 좋지 않아서 남들과
말하거나 웃기를 꺼려하게 되고, 자칫 대
인관계에서 자신감을 잃을 수도 있다.

　잇몸의 색이 변하는 것은 유전이나 호르몬
작용, 흡연 등이 원인이다. 남성보다 여성에게서 더 많이 나타
난다. 과거에는 잇몸의 제 색깔을 찾아주기 위한 방법으로 잇
몸을 얇게 벗겨 내는 수술을 하거나 화학약품을 이용해 색소
를 녹였다. 그러나 최근에는 레이저를 이용해 선택적으로 색
소를 없애는 방법이 쓰이고 있다.

　레이저 색소성형은 미국식품의약품안전청(FDA)의 공인을
받은 안전한 시술법으로 통증이 거의 없으며, 치료 효과도 확
실하므로, 많은 고민남녀들이 자신감을 되찾을 수 있게 되었
다.

잇몸병이 의심되는 여러 증상들

* 잇몸이 부어있다.
* 덴틀 플로스를 사용하거나 칫솔질을 할 때 피가 난다.
* 이나 잇몸이 시리거나 아프다.
* 입 냄새가 심하다.
* 이 주위 잇몸 색이 분홍색이 아니다.
* 잇몸이 꺼져 이가 많이 드러났다.
* 이와 이 사이의 간격이 더 커졌다.
* 한 두 개나 여러 개의 이가 흔들린다.
* 이의 다물림이 전과 다르게 느껴진다.

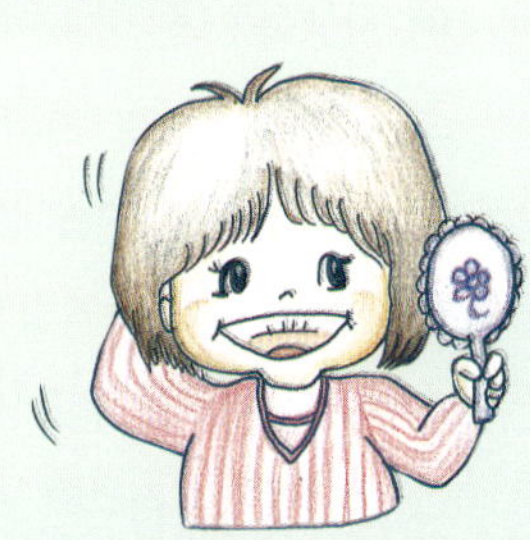

4 껌 씹기

　우리는 프로야구선수들이 껌을 씹는 것을 종종 본다. 불안하고 초조할 때 무엇을 씹으면 마음이 다소 가라앉는다. 야구선수들이 껌을 씹는 것도 시합을 앞두고 긴장을 늦추기 위한 방편이다.

　제2차 세계대전 당시 미군들의 휴대 식량 속에는 반드시 츄잉껌이 들어있었다. 전장에서의 두려움과 긴장을 완화하기 위한 것이었다. 전쟁이 끝난 후 황폐화된 도시의 골목에서 한 떼의 아이들이 미군 짚차를 따라가며 '깁미 쵸콜릿, 깁미 츄잉껌' 하고 외치는 풍경이 연출되었던 것도 그 만큼 초콜릿이나 껌이 풍부하게 보급되었던 탓이다.

　지금까지도 미국은 세계 최고의 껌 소비국이다. 거리에서 춤을 추면서, 차를 몰면서, 경기를 하면서 등, 껌을 씹는 미국인들의 모습은 어디서나 볼 수 있다.

　껌은 사포딜라(sapodilla)라고 하는 열대성 상록교목으로부터 얻어진다. 이 사포딜라는 중앙아메리카 북부와 멕시코 남부의 숲에 자생하는데, 이 나무의 수액이 굳어진 것이 바로 치클(chicle)로서 우리가 씹는 껌의 원료다.

　인간이 처음 껌을 씹기 시작한 것은 약 300년경으로 거슬러 올라간다. 중앙아메리카에 살던 마야족들이 굳어진 사포딜라의 수액, 즉 치클을 씹으면서 즐기는 습관을 가지고 있었던 것이다. 그 후 1860년경부터 멕시코의 장군 S.아나, 미국의 T.아담스, J.콜건에 의해 연구 개량되어 치클에 향료나 사탕이 가미되었으며,

1880년부터 미국인에 의해 본격적으로 제품화되었다.

　지중해 연안에 자생하는 유향(乳香)나무 수액도 껌 원료가 되었다. 고대 그리스 사람들은 유향이라는 나무의 껍질에서 얻은 수지를 씹었다는 기록이 남아 있다. 그리스를 비롯한 지중해 연안 사람들은 흔히 식후에 달콤한 맛을 지닌 이 유향나무의 진을 씹으면서 즐겼는데, 이는 치아 청결과 입 냄새를 없애기 위함이었다. 또 동남아시아나 인도 등지에서는 빈랑수 나무의 열매를 가공하여, 씹는 기호품으로 애용해 왔다.

　껌이 보급되기 전 우리 나라에서는 밀을 훑어서 씹는 모습을 볼 수 있었다. 그리고 껌은 6.25전쟁 때 미군들에 의해 소개된 후 급속하게 보급되었다.

　'씹는 고무'라는 뜻을 지닌 추잉껌(chewing gum)은 오늘날 본능적인 욕구를 충족시켜준다는 측면에서 대중들의 사랑을 받으면서 막대한 소비시장을 형성하고 있다.

　껌 종류도 다양화되어 단순한 기호품 이상을 넘어서 여러 가지 기능성 제품들이 쏟아져 나오고 있다. 무당(無糖)껌, 영양강화껌과 같은 특수영양껌과 충치예방껌, 미백껌, 구취제거껌과 같은 약용껌이 대표적인 기능성 껌들이다. 최근에는 우리 나라에서도 충치예방 성분이 든 자이레톨껌이 선보이는 등, 껌에 대한 연구개발이 활발하다.

　실제로 껌을 씹으면 충치가 덜 생긴다. 씹을 때마다 입 속에서 침이 나오는데, 이 침이 곧 입 속의 세균들을 씻어내는 청정제가 되기 때문이다. 그러나 턱관절에 문제가 있거나 이가 심하게 마모된 경우에는 지나치게 씹는 것을 피해야 한다.

　껌을 씹는 것이 도움이 되는 것은 사실이지만, 근본적인 문제를 없애주지는 못하므로 이 건강을 위해서는 음식을 먹은 후에 반드시 칫솔질을 하는 습관을 들이는 것이 더 중요하다.

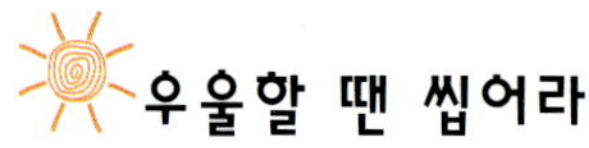

우울할 땐 씹어라

씹는 것은 뇌 활동을 돕는다. 기분이 침체되어있을 때 뭔가를 질경질경 씹으면 스트레스가 조금 사라지는데, 역시 뇌 활동이 활발해진 탓이다. 씹으면 뇌로 흘러가는 피의 양이 많아지는데, 이로써 뇌 활동은 활발해진다.

한 조사에 따르면 운전 중 졸음을 이기기 위해서는 커피를 마시는 것보다 껌을 씹는 것이 더 효과적이라고 한다. 만약 껌을 단물이 빠진 후 10분 이상 씹으면 이에 붙어있던 음식물 찌꺼기가 닦여져 나가고 잇몸과 턱이 튼튼해진다. 빨리 늙기 싫다면 많이 씹으라는 보고도 있다. 씹는 과정에서 뇌에 산소 공급이 원활해지므로 노화 방지에도 효과적이기 때문이다.

잘 씹으려면 우선 이가 튼튼해야 한다. 평균 수명의 연장으로 앞으로 더 길어질 노후를 건강하게 보내려면, 지금부터라도 이를 건강하게 유지하고, 더 많이 씹어야 할 것 같다.

음료 많이 마시면 충치 생긴다

음료를 즐겨 마시면 충치가 생긴다. 이의 미네랄 농도는 ph5 이하에서 뚜렷이 줄어드는데, 대부분의 음료가 ph5 이하의 낮은 산도를 유지하고 있기 때문이다. 요구르트의 ph는 3~4, 탄산음료의 ph는 2.5~3.5, 과즙음료의 ph는 2.7~3.8, 이온음료의 ph는 2.8~3.4, 섬유음료의 ph는 2.9~3.9, 액상추출차의 ph는 2.9~5.0 등이다.

음료를 마신 뒤에는 반드시 물이나 구강세척액으로 입안을 헹궈야한다. 그래야만 이가 약해지거나 충치가 생기는 것을 막을 수 있다.

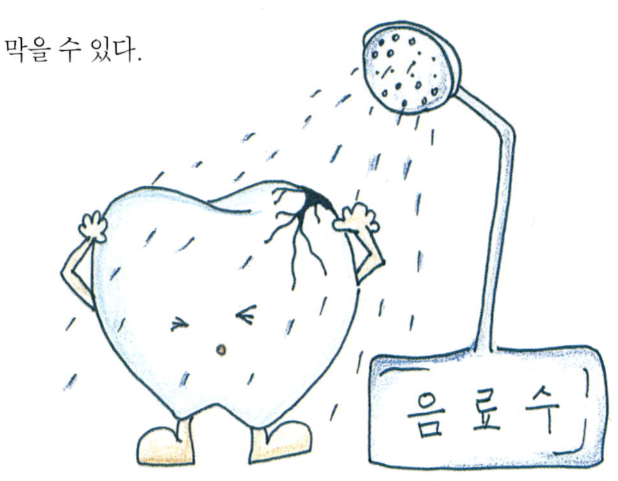

☀ '달콤함'의 대명사 설탕

누군가의 마음을 공략할 때 '온갖 달콤한 말로 꾄다'는 말을
쓴다. 이 말이 담고 있는 것은 부정적인 의미이다. 그럼에도
달콤한 것만큼 매혹적인 것도 없기 때문일까, 솔깃해서 꾐에
빠진 후에 남는 것은 후회뿐이다.

설탕은 1945년에 처음 만들어진 이후 우리 생활에 있어서
'달콤함'의 대명사로 자리를 잡았다. 그러나 설탕만큼 우리 건
강에 백해무익한 것도 없다.

설탕은 일단 입에 들어가면 입 속의 세균 '스트렙토코카스
뮤턴스'와 몸을 합쳐 덱스트린을 만든다. 이 덱스트린은 바로
충치의 결정적인 원인이 된다. 덱스트린은 이의 표면에 붙어
있다가 끈끈이주걱 같은 제 몸에다 음식물 찌꺼기나 다른 세
균들을 덧붙인다. 이로써 만들어지는 것이 플라그라는 세균
덩어리다. 여기에 음식물의 당분이 합쳐져 나쁜 독소를 만들

고, 이 독소는 곧 이를 썩게 만든다. 이 과정까지 걸리는 시간은 불과 4~5분에 불과하다.

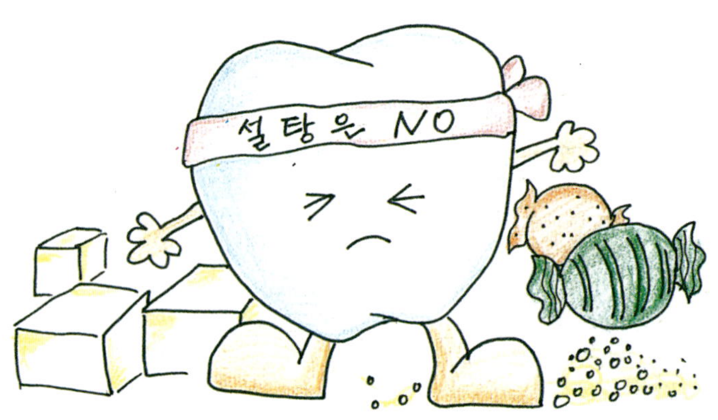

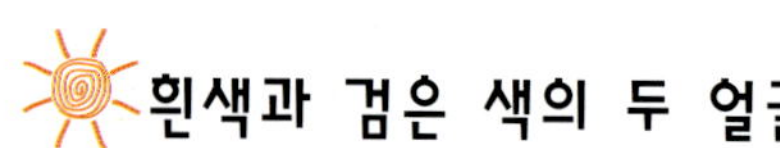 흰색과 검은 색의 두 얼굴

충치를 예방하려면 설탕을 안 먹는 것이 가장 좋은 방법이다. 그렇다고 해서 설탕을 전혀 안 먹을 수 있을까? 대답은 '없다' 이다. 왜냐하면, 우리가 즐겨 먹는 음식의 대부분에 알게 모르게 설탕이 들어있기 때문이다. 또 밥이나 빵과 같은 탄수화물 식품도 설탕과 마찬가지로 산을 만든다. 가급적 설탕을 안 먹는 것이 좋지만, 어쩔 수 없이 먹은 후에는 곧바로 이를 닦는 것이 충치 예방의 가장 좋은 방법이다. 이를 닦을 수 없는 경우라면 즉시 물로 입을 헹궈 내는 것만으로도 충치를 막을 수 있다.

설탕의 흰색과 충치의 검은 색, 이것이 바로 설탕이 가진 두 얼굴이다.

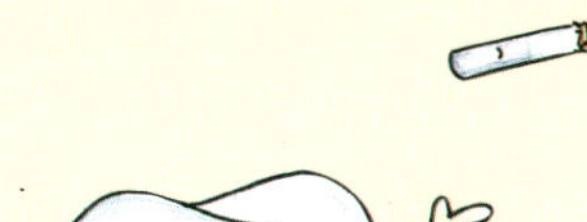 5 흡연과 치아건강

 얼마 전 일본의 한 중학교에서 시험문제로 '피를 내지 않고 남편이나 아내를 죽이는 방법을 논하시오' 라는 내용이 나와 물의를 빚은 적이 있다. 학부모들의 항의가 쏟아지자 학교측에서는 시험문제 출제자인 교사에게 책임을 물었다. 담당교사는 '학생들에게 흡연이나 음주의 폐해를 알리기 위해 그와 같은 내용의 문제를 냈다' 고 대답했다.

 전세계적으로 10대의 흡연은 심각한 사회적 문제로 떠오르고 있다. 미국의 십대 흡연자는 310만 명에 이른다고 한다. 필리핀에서는 18세 이하 청소년의 22.7%가 담배를 핀다고 하며, 라틴 아메리카 일부 도시에서는 50%의 십대가 담배를 피운다고 한다. 그리고 홍콩에서는 심지어 일곱 살 짜리 아이들도 담배를 피운다고 한다. 과거 심심초로 불리며, 안방 마님이나 사랑방 나리의 기호품이던 담배가 이제는 남녀노소가 함께 맛보는 독약이 되었다.

 담배는 이미 5세기이전부터 있었던 것으로 보인다. 5~7세기에 세워진 마야족의 신전 돌벽에는 '담배 피우는 신관' 이 조각되어 있다. 유럽에 담배가 처음 전래된 것은 콜럼부스가 신대륙을 발견한 1492년 이후이다. 그리고 우리 나라에는 임진왜란 때 일본에서 들어온 것으로 추정된다.

최근 흡연자가 기하급수적으로 늘자 사회단체에서는 비상이 걸렸다. 담배 추방을 위해 담배의 해악을 강조하고 담배 광고를 못하게 하는 등 다방면의 노력을 기울이지만, 큰 성과를 거두지 못하고 있다. 현재 우리 나라에서는 담배 피는 사람이 연2% 정도씩 줄어들고 있다고 하니 그나마 다행이 아닐 수 없다.

담배가 우리 몸과 이 건강에 미치는 해악은 치명적이다. 만약 가족 중 한 사람이 담배를 하루 10개피 피운다면 가족들은 하루 3개피의 담배를 피우는 것과 같다고 한다. 또 부모가 담배를 피우면 아이들은 호흡기가 약해져 병에 잘 걸리고, 성장도 늦어진다.

담배를 피우는 사람의 입에서는 고약한 냄새가 난다. 양치질을 해도 담배 냄새는 너무 독해서 없어지지도 않는다. 또 이는 누렇게 변하고 입안이 더러워진다. 잇몸병과 풍치가 생기기 쉽고, 구강암에 걸릴 확률도 높다. 담배는 우리 몸 속의 비타민C를 파괴한다. 비타민C는 면역력을 높이고 스트레스를 줄여준다. 이것이 파괴됨으로써 흡연자는 더 쉽게 병에 걸리거나 피로감을 느끼게 된다.

우리가 어린 시절 아버지 냄새로 기억했던 것도 알고 보면 담배에 전 냄새였다. 그러나 남자들이 풍기는 담배 냄새는 당연시하면서도 여자들이 풍기는 담배 냄새에는 불쾌감을 표시하는 사람들이 꽤 있다. 심지어 키스를 할 때 연인의 입에서 담배 냄새가 나서 헤어질 것을 결심했다는, 왕보수파 남자도 의외로 많다. 아직 우리 사회가 전체가 보수성이 강한 탓이리라.

아무튼 담배가 우리 인체에 끼치는 나쁜 영향을 생각하면, 남녀를 불문하고 담배에 대해서만큼은 더욱 더 보수적이어도 좋을 듯하다.

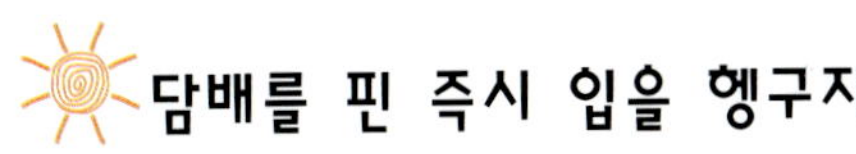

담배를 핀 즉시 입을 헹구자

담배를 많이 피우는 사람은 담배에서 나오는 진 때문에 이가 빨리 더러워진다. 담뱃진은 칫솔질을 아무리 열심히 해도 잘 떨어지지 않는다. 앞니의 앞면은 특히 더 잘 더러워지는데, 이 부분에는 입술이나 혀가 닿지 않고, 침이 잘 가지 않아서 더러운 것이 금방 붙어서 말라버리기 때문이다.

그렇다고 해서 담뱃진 제거용 치약을 쓰면 우선은 이가 깨끗해진 것처럼 보이지만, 실상은 치약 속에 든 굵은 연마제가 이를 지나치게 많이 깎아 내어 이가 시린 증상이 나타난다. 그러므로 담뱃진 제거용 치약은 가급적 쓰지 않는 것이 안전하다.

소극적인 방법이긴 하지만, 구강세정제를 가지고 다니면서 담배를 피운 즉시 입을 헹궈내면 이에 진이 달라붙는 것을 조금이나마 막을 수 있다. 그리고 이의 더러워진 정도에 따라 일 년에 두 차례 이상 스케일링을 하도록 한다. 이의 색이 심하게 변했다면 미백 시술도 생각해봄직 하다.

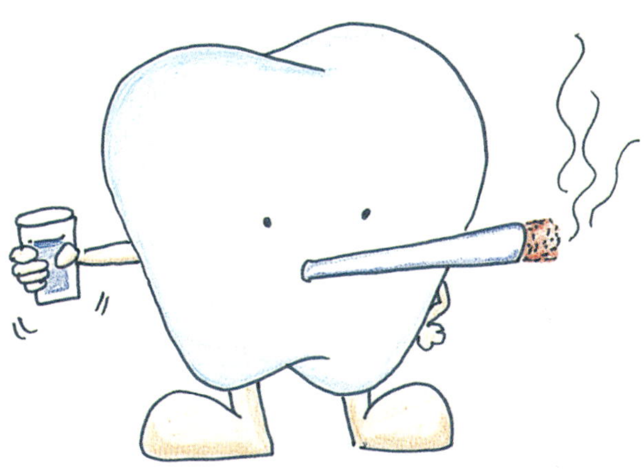

☀ 술이 이에 미치는 영향

술 자체가 이에 나쁜 영향을 주는 것은 아니다. 다만 술을 과
도하게 먹게되면 칫솔질을 하지 않고 그냥 잠들어버릴 수 있
고, 불규칙한 생활습관이 몸에 스트레스로 작용해 충치와 잇
몸병이 생길 확률이 높아진다. 술을 먹고 안 먹고는 그다지 중
요한 일이 아니다. 스스로 절제하고 규칙적으로 생활하는 습
관을 들이면 건강을 지킬 수 있다.

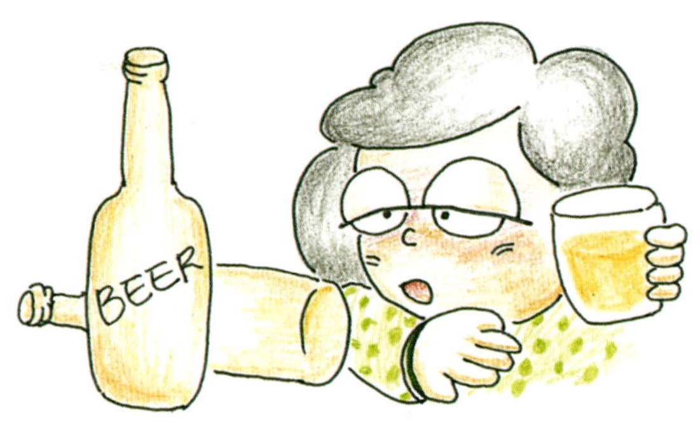

PART 4

입에 잘 생기는 병

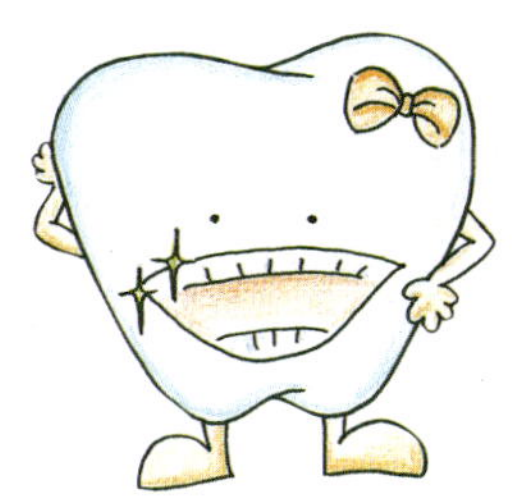

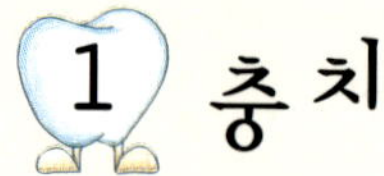 1 충치

원인

이와 관련된 대부분의 병이 그렇듯이, 충치의 원인은 음식이나 음료 속에 든 당분이다. 일단 생긴 충치는 절대로 낫지 않는다. 그러므로 예방과 조기치료만이 최선이다.

진단

지금까지 충치를 진단하는 일차적인 방법이 의사의 눈, 그 다음은 엑스레이였다. 그러나 최근 레이저로 충치를 진단할 수 있게 됨에 따라, 한치의 오차도 없는 치료가 가능해졌다.

치료

최근에는 첨단 장비인 공기무통치료기의 국내 도입으로 통증 없이 충치를 치료할 수 있게 되었다. 공기무통치료기는 알루미나(강옥석으로 만든 흰 가루)를 고압으로 분사해서 충치 먹은 부위를 섬세하게 제거하는 것이다. 충치를 없앤 자리에는 불소레진으로 메워준다. 불소레진은 생체 친화성이 뛰어나고 이 색깔과 비슷해서 널리 사용되는 추세다.

과거 아말감으로 때웠을 때는 메운 자리가 잘 떨어져나가 다른 건강한 이로 충치가 퍼지는 단점이 있었다. 금을 사용하는 경우에는 열전도도가 높아 뜨겁거나 찬 음식을 먹을 경우 불편하고 이 색깔과 달라 자연스럽지 않았다.

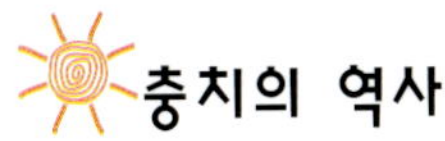

충치의 역사

처음으로 충치(치아우식증)가 나타난 것은 기원전 5~3세기경이다. 기원전 3700년경 충치를 치료했다는 기록이 남아있다. 그리고 이집트에서 발굴된 고대인들의 두개골에서 충치의 흔적이 발견되었다. 5세기에는 입 냄새를 치료

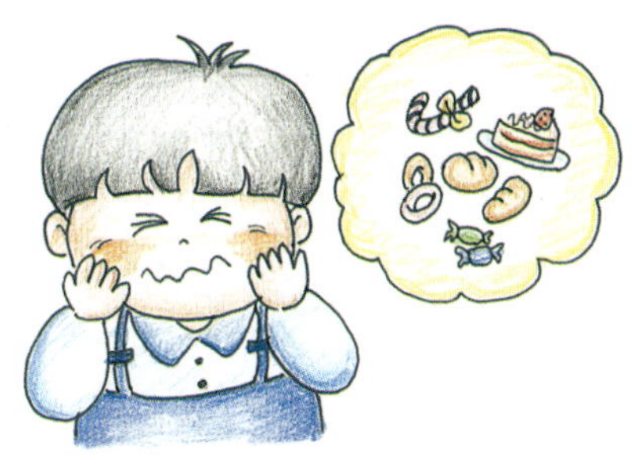

하기 위해 토끼와 쥐의 머리를 태운 후 대리석 가루와 혼합해서 사용했다는 기록이 있다. 또 로마인들은 5천년 동안 충치와 입 냄새를 연구하였는데, 고운 모래, 태운 달걀껍질, 태운 사슴뿔 등을 이용하였다.

113

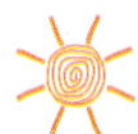

치통은 왜 밤에 찾아올까

치통만큼 괴로운 것도 없다. 루이 14세와 엘리자베스 1세, 그리고 미국 초대 대통령인 조지 워싱턴은 날마다 극심한 치통에 시달렸다고 한다.

충치가 주로 밤에 아픈 이유는 피의 압력과 연관성이 있다. 밤에 자려고 누우면 머리 쪽으로 피가 많이 몰리는데, 이때 이 속의 혈관이 넓어지면서 신경이 눌리기 때문이다. 치통이 있을 때 술을 마시면 통증이 더 심해지는 것도 마찬가지 이유이다. 만약 밤에 아플 정도라면, 이미 충치가 상당히 진행된 상태이므로 즉시 의사의 치료를 받아야 한다.

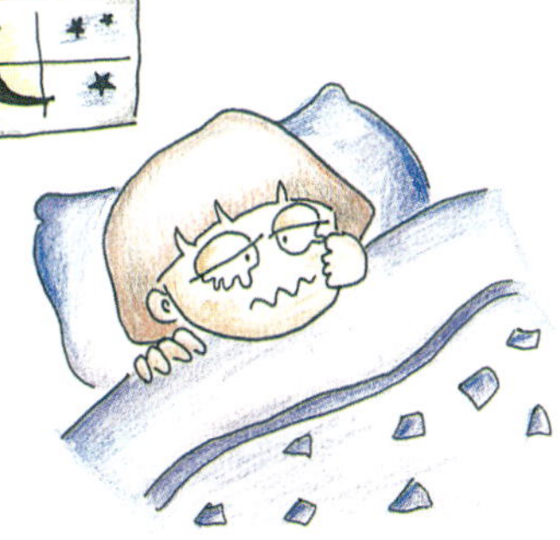

2 입 냄새

원인

입 냄새가 나는 원인의 80~90%는 입 속의 문제이다. 음식물 찌꺼기가 세균에 의해 분해되면서 지독한 냄새가 나는 황 화합물을 만들기 때문이다. 입 속의 충치나 잇몸염증, 혀의 백태 등에 의한 경우가 대부분이며, 술이나 담배, 스트레스로 인한 면역기능의 저하로 입 냄새가 더 심해질 수도 있다. 간혹 입 속에 암이 생겨 조직이 썩으면서 악취를 풍기기도 한다. 이밖에 당뇨병, 축농증, 신부전증 등의 전신질환이 원인이 된다.

진단

병원에서 헬리메터와 치주낭세균측정기를 사용하여 정확하게 진단할 수 있다. 헬리메터는 입 냄새가 나는지 안 나는지를 알려주며, 치주낭세균측정기는 냄새를 내는 황 화합물의 위치를 찾아준다. 집에서 할 수 있는 간단한 자가진단법도 있다. 컵에 물을 반쯤 채운다음 손으로 막고 숨을 불어넣은 뒤 냄새를 맡아보면 알 수 있다.

치료

원인에 맞게 치료를 해야한다. 우선, 스케일링을 하여 플라그와 치석을 없애고 충치나 잇몸염증을 치료한다. 혀에 백태가 많이 끼는 사람은 혀 클리너를 이용해서 매일 혀를 닦아주면 입 냄새

가 많이 줄어드는 것을 느낄 수 있다. 칫솔
질 후 치실을 사용해 이와 이 사이의 음
식과 세균을 제거한다. 그리고 입이 자주
건조해지는 사람은 아침에 물을 한 컵씩
마시거나 껌을 씹으면 침 분비가 늘어나
냄새를 줄일 수 있다.

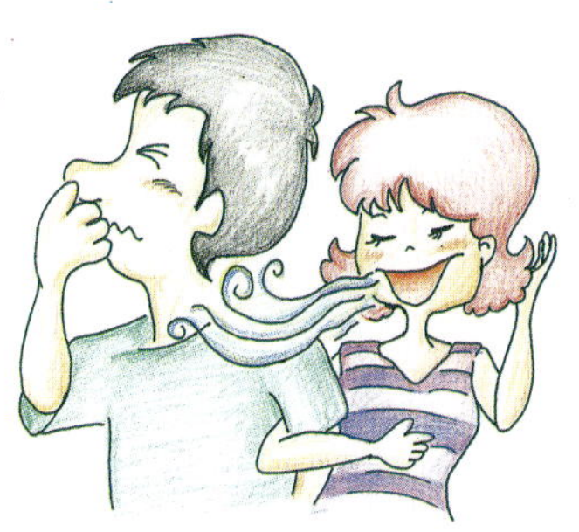

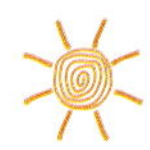 스케일링이란?

이에 단단하게 들러붙은 치석을 제거하는 것을 말한다. 치
석은 충치와 잇몸병의 원인이 되나 칫솔질만으로는 잘 떨어지
지 않기 때문에 스케일러를 사용해 물리적으로 없애주어야 한
다. 요즘은 초음파 스케일러를 이용하므로 통증은 거의 없다.
스케일링 후에는 참고 더운 감각에 예민해져 이가 시린 증상
이 잠깐 나타날 수도 있지만 곧 없어진다.

입 냄새를 줄이는 방법 네 가지

1. 혀를 청소하자.
2. 입안이 마르지 않도록 물을 충분히 마시거나 껌을 씹는다.
3. 냄새가 나는 음식은 피하는 등 식습관을 바꾸자.
4. 담배를 끊자.

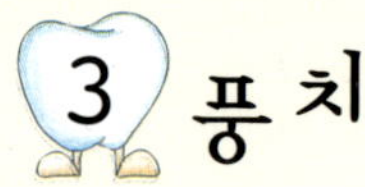

3 풍치

원인

제때 닦아내지 못한 음식물찌꺼기와 치석이 원인이 된다. 기타 당뇨병과 같은 신체질환에서 비롯될 수도 있다. 가볍게 생각하고 그대로 두면 잇몸 뼈까지 녹이고, 골수염이 되어 이가 몽땅 빠져 버릴 수 있다.

진단

풍치는 처음에는 큰 자각증상이 없다가 아픔을 느끼고 치과를 찾아올 때는 상당히 병이 깊어져 있다. 그러므로 정기적인 치과 검진을 통해서 조기에 찾아 치료하도록 한다. 일반적으로 입 냄새가 심해지거나 잇몸이 붉어지고 이가 흔들리면서 음식을 씹기가 불편해진다.

치료

잇몸을 째서 이 뿌리에 붙어있는 치석을 떼어내고 염증을 없앤다. 이때 레이저를 이용하면 최소의 부위를 절개하므로 출혈이나 통증이 거의 없고, 2차 감염이 없으며, 치료 효과가 뛰어나다. 그러나 아주 중증이라면 수술도 불가능하므로 이를 뺀 후 인공 이를 심어야 한다.

풍치는 우리 나라 사람들에게 가장 흔한 입 속병이다. 발병률은 약 96%정도인 것으로 알려져 있다. 발생 역사가 가장 오래된 병인 풍치는 어린이들에게서는 찾아보기 힘든다. 그러나 사춘기가 지나면서부터 나타나기 시작하여 40대가 되면 아주 흔한 병이 된다. 풍치를 예방하려면, 항상 이와 입안을 깨끗이 하고 정기적으로 검진 및 스케일링을 받아야 한다.

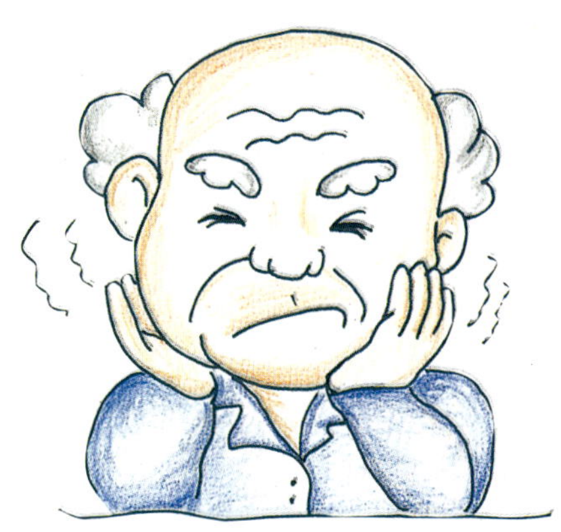

4 출혈성 질환

원인

출혈성질환은 잇몸에서 피가 나는 것이다. 대부분 잇몸 염증 탓이지만, 드물게는 혈우병이나 괴혈병, 백혈병이 원인이 되기도 한다. 만약 잇몸에 출혈이 있으면서 빈혈이 심하면 신체 건강을 살펴볼 필요가 있다.

진단

과일을 먹거나 칫솔질을 할 때 피가 묻어 나온다. 가볍게 여기지 말고 치과 검진을 받는 것이 병이 더 커지는 것을 막을 수 있다.

치료

초기인 경우에는 스케일링을 한고 칫솔질을 열심히 하면 병이 낫는다. 혀, 잇몸 클리너나 부드러운 칫솔을 이용해서 잇몸 마사지를 해주면 한층 회복이 빠르다.

 ## 플라그와 치석 방지법

플라그와 치석만 없앨 수 있다면 충치의 공포로부터 놓여날 수 있다. 그럼 어떻게 해야 플라그와 치석을 없앨 수 있을까?

우선, 설탕이나 캐러멜과 같이 이에 잘 달라붙는 음식은 안 먹도록 한다. 대신 섬유질이 많고 딱딱한 음식을 많이 먹는다. 시도 때도 없이 먹는 습관을 버리고, 간식 먹는 시간을 정해두면 도움이 된다. 또 스케일링을 통해 정기적으로 치석을 없애면 칫솔질을 할 때 플라그가 더 잘 떨어져나간다. 아무리 열심히 이를 닦아도 칫솔질이 잘못되어있다면 소용이 없다. 칫솔질을 할 때는 이와 잇몸 사이에 칫솔을 45도 각도로 대로 부드럽게 흔들어주도록 한다. 그러면 플라그가 잘 떨어져나가고, 잇몸 마사지 효과도 있다. 그러나 너무 세게 잇몸을 자극해서 피가 나오지 않도록 힘을 적당히 조절해야 한다.

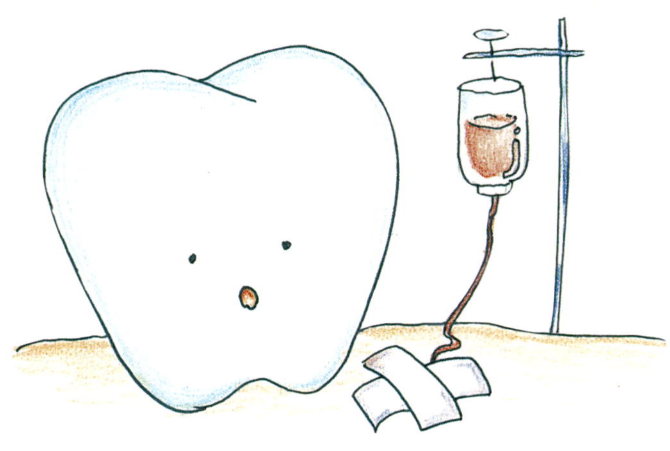

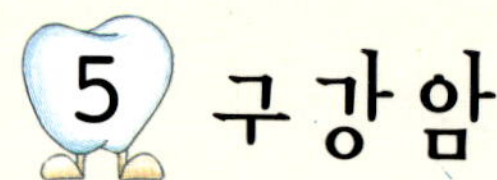 **구강암**

원인

아직까지 정확한 원인은 밝혀내지 못했다. 대체로 맵고 짜고 뜨겁고 찬 음식이 입 속을 자극하여 암이 될 가능성이 많은 것으로 보고 있다. 흡연, 음주, 영양결핍, 바이러스 등도 영향을 주는 것으로 본다.

진단

입안이 헐고 작은 궤양들이 여러 곳에 넓게 생긴다. 암 조직은 일반적으로 회백색, 황색, 암흑색, 녹흙색 등의 여러 가지 색깔을 띤다. 입에서 역겨운 냄새가 난다. 이상과 같은 증상이 있는 사람은 곧 의사의 진단을 받아볼 필요가 있다. 구강암은 초기에도 비교적 쉽게 알아낼 수 있어서 조기치료가 가능하다.

치료

외과적 수술이나 방사선 조사 등이 치료에 사용된다. 혀 암의 경우 5년 생존율이 약 25%, 혀 밑 암은 40%이다. 위턱의 점막 부위에 생기는 암은 10% 정도로 예후가 가장 나쁘다.

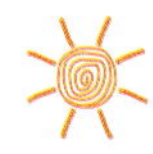 ## 남자를 주로 노리는 구강암

구강암은 주로 40대 이후에 많이 발생된다. 또 남자가 여자
보다 발병률이 높다. 부위별
로는 잇몸이 가장 많았고,
그 다음이 혀, 입천장, 입
술 순 이었다. 미국인
들은 입술 암이 가
장 많은데, 역시 여자보
다 남자의 발병률이 높
다. 이유는 립스틱이 여
성들의 입술을 보호해
주기 때문인 것으로 보인
다.

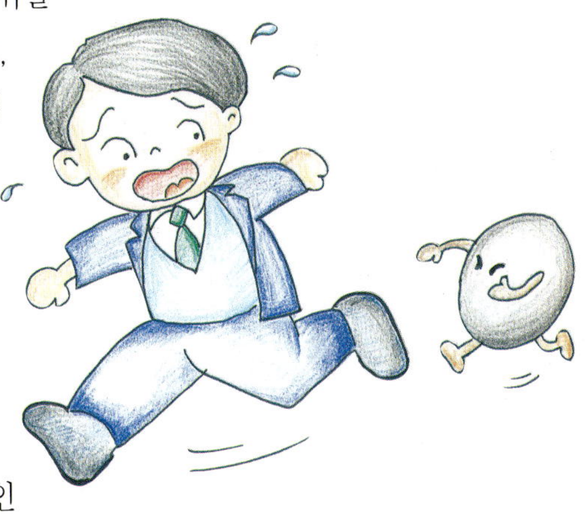

구내염

입안의 점막이 짓물러서 궤양이 생긴 것을 구내염이라고 한
다. 곰팡이 균인 칸디다균의 감염으로 일어난다. 아주 작은 부
위라고 하더라도, 일단 구내염이 생기면 말을 하거나 입을 벌
릴 때, 또 입에 음식이 들어왔을 때 찌르는 듯한 통증을 느낀
다. 따라서 입맛이 떨어지고 말하기조차 싫어진다. 원인은 스
트레스나 약물 등 여러 가지가 있다. 특별히 치료하지 않더라
도 일주일 정도 지나면 자연히 없어지는 경우가 대부분이다.

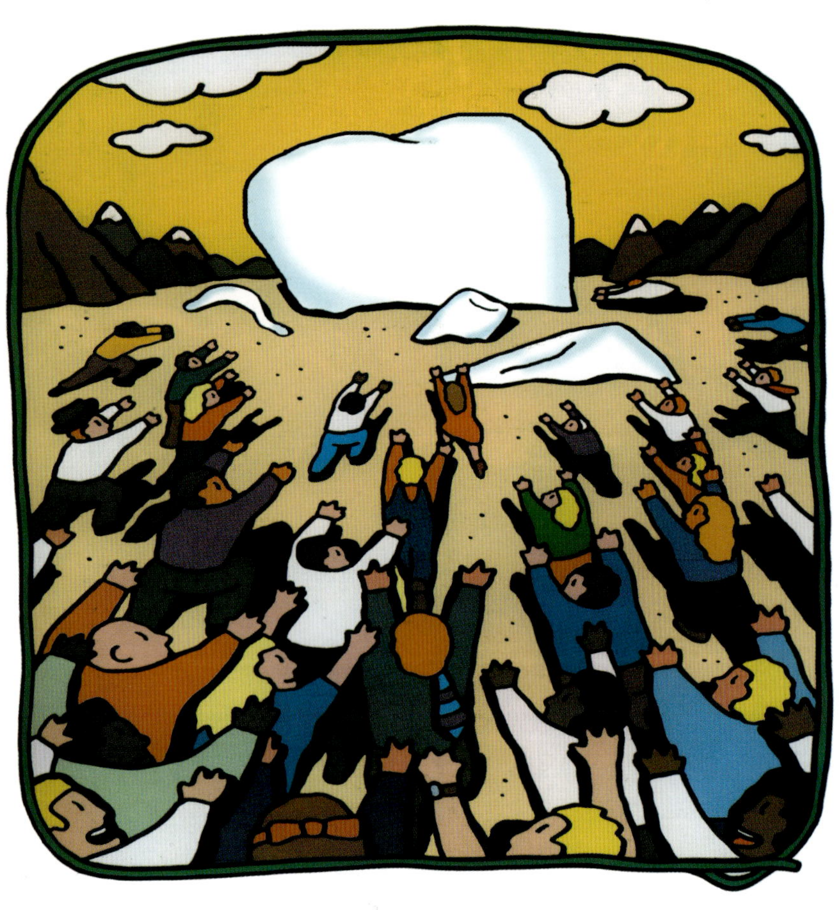

PART 5
알아두면 도움되는 치료법

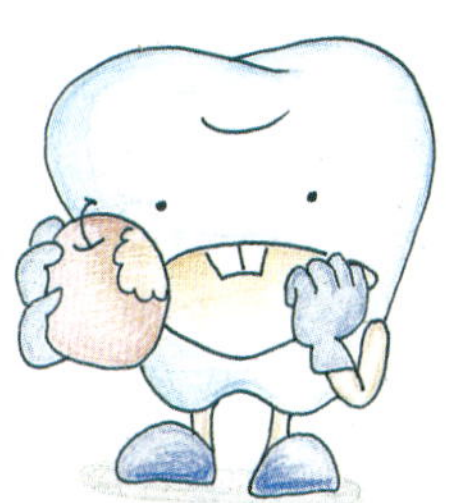

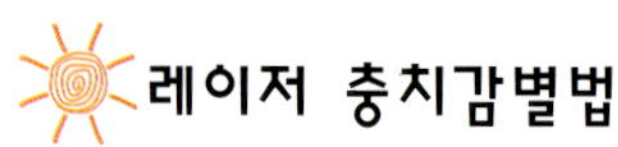

레이저 충치감별법

최근, 충치를 진단하는데 있어서 레이저를 이용함에 따라 눈에 띄지 않는 부위의 충치도 일찍 발견해서 치료할 수 있게 되었다.

지금까지 충치를 찾아내는데 주로 사용된 것은 의사의 눈과 엑스레이였다. 따라서 정확한 진단이 어려웠고 어금니의 미세한 홈 속에 숨은 충치는 쉽게 판별해내기 어려웠다. 그러나 레이저를 투과시키면 이 속의 충치 정도까지 정확하고 미세하게 파악할 수 있어서 적절한 조기치료가 가능해졌다.

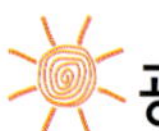

공기압무통치료법

공기압무통치료법이란 드릴 대신에 공기압력을 이용하여 미세한 알루미나 가루를 분사함으로써 충치 부위만을 정밀하게 갈아내는 것이다. 국내에도 97년9월 공기무통치료기가 도입됨으로써 충치나 시린 이를 마취 없이 치료할 수 있게 되었다.

기존에 드릴로 충치를 깍아낼 경우 아무리 작은 충치라고 하더라도 드릴크기 만큼은 잘라내야 하는 단점이 있었다. 하지만 공기무통치료기를 사용하면, 충치 부위만을 정확하게 선별적으로 잘라 낼 수 있다. 충치를 잘라낸 자리에는 불소 레진을 메워 넣는데, 불소 레진은 신 플라스틱 재질로서 생체친화력이 뛰어나고 충치의 재발을 막아준다. 또 이 색깔과도 흡사해 환자의 만족감은 한층 커진다.

공기무통치료법은 치료 후에도 이가 시리거나 통증이 오는 부작용을 막을 수 있어서, 구미 선진국에서는 이미 수년 전부터 새로운 치료법으로 인기를 끌어왔다.

또, 최근에는 충치를 진단하는데 레이저를 이용함에 따라, 눈에 띄지 않는 부위의 충치도 일찍 발견해서 치료할 수 있게 되었다.

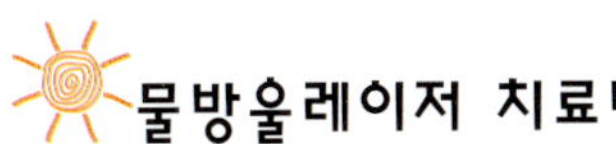 물방울레이저 치료법

일명 충치제거레이저로도 불리는 물방울레이저는 주변 정상조직의 손상 없이 충치부위만을 선별해서 아주 정확하고 미세하게 충치를 갈아낸다. 시술이 간편하고 마취를 하지 않아도 통증이 거의 없어서 빠르고 간단하게 충치를 치료할 수 있다. 또 시린 이의 치료에도 효과가 탁월하다.

레이저 미백술

레이저 미백술은 그 동안 흰 이를 갖고 싶어하던 사람들의 오랜 소망을 단시간에 이루어주는, 획기적인 시술 법으로 평가되고 있다.

이에 표백제를 바른 뒤 알곤 레이저를 쬐면, 표백제가 이에 달라붙은 착색물질을 녹여 내림으로써 원래 이의 하얀 색을 되찾게 된다. 시술 시간은 40분~1시간 정도가 걸리며, 단 한번 시술로 반영구적

으로 흰 이를 유지할 수 있다. 마우스리테이너에 미백 치료제
를 풀어서 30분간 물고 있길 수회 되풀이해야했던 기존의 미
백법과는 비교할 수 없을 정도로 간단하고 효과도 확실하다.

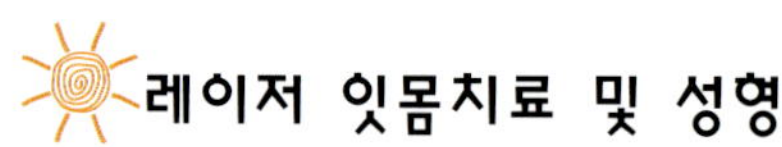 레이저 잇몸치료 및 성형

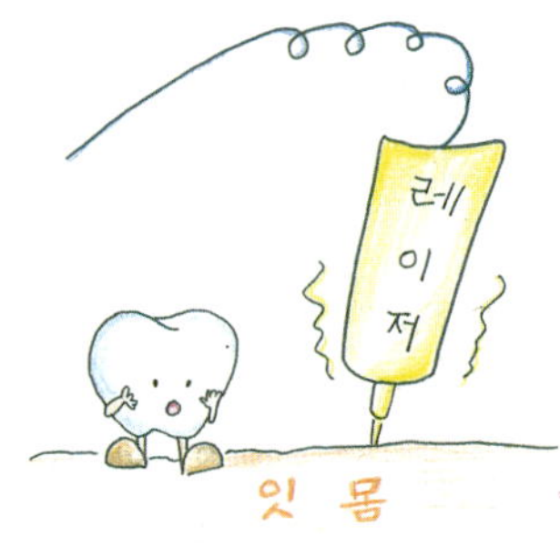

모든 외과적 처치가 그렇듯이 치과 시술에도 많은 부작용이 따른다. 그러나 레이저는 진통과 지혈, 살균효과가 뛰어나 부작용을 최소화할 수 있는 미래형 소재로 각광받고 있다.

레이저로 염증 등 각종 잇몸병을 치료하면, 절개 시 통증과 출혈이 80~90% 줄고 절개 부위를 다시 꿰매지 않아도 된다. 치료 후 회복기간이 짧고, 살균효과가 뛰어나 재감염을 막을 수 있다. 또 2시간 이상 걸리던 시술을 10~15분대로 단축할 수 있는 등 장점이 많다.

검게 색이 변한 잇몸의 경우, 레이저를 쬐어주면 간단하게 분홍빛 잇몸을 되찾을 수 있다. 과거에는 잇몸을 얇게 벗겨 내거나 화학약품을 이용해 색소를 녹였으나, 레이저를 이용하면 선택적으로 색소를 없앨 수 있다.

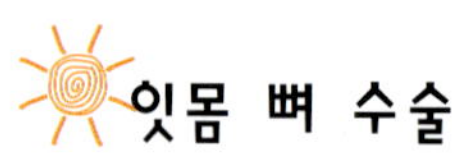 잇몸 뼈 수술

풍치로 잇몸의 뼈가 녹아 없어지면, 그 자리에 뼈가 다시 생

기도록 만드는 수술이다. 환자의 피를 뽑아서 원심분리한 후 뼈가 만들어지는데 도움이 되는 성분만을 골라서 뼈 가루와 함께 이식한다. 이때 사용되는 뼈 가루는 골 유도 물질로서, 소뼈나 동결 건조된 사람 뼈, 혹은 본인의 다른 부위의 뼈를 이용한다.

이밖에도 뼈를 원래대로 회복시키기 위한 다양한 연구가 진행되고 있다. 또 임플란트(인공이뿌리)를 잘 심기 위해 뼈를 늘리는 방법도 연구되고 있다.

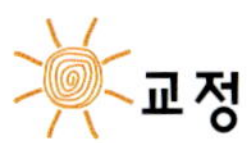 **교정**

아래 윗니의 다물림을 교합이라고 한다. 교합이 나쁘거나 치열이 고르지 못하면 교정을 통해 바로잡아주어야 한다. 교정은 빠를수록 좋다. 이에만 교정하는 경우에는 대략 간니가 다 나는 시기인 중, 고등학교 무렵을 교정 적기로 본다. 턱뼈 성장에 이상이 있으면 어린 시기에 교정장치를 껴서 성장을 조절하거나, 턱뼈의 성장이 다 끝난 시점인 18~19세가 되어서 외과적 수술을 한다. 성인이 되어 교정을 하면 청소년기보다 기간이 훨씬 오래 걸리지만 결과는 만족 할만하다.

임플란트

잇몸 뼈에 인공 이뿌리를 심는 것을 임플란트라고 한다. 인공 이뿌리는 나사모양으로서 타이타늄 재질로 만들어져 있다. 이것을 잇몸 뼈에 박아서 그 위에 금이나 세라믹과 같은 생체

친화력이 좋은 재질을 덧씌운다. 과거에는 이를 하나 잃었을 경우 브리지가 보편적이었는데, 양쪽의 성한 이를 갈아내야 하는 부담이 있었다. 임플란트는 그와 같은 부담감을 없애고, 시술 후에도 내 이처럼 편하게 쓸 수 있어서 갈수록 시술자가 늘고 있다. 시술 기간은 보통 3~6개월이다. 아직까지는 비용이 비싼 것이 흠이라면 흠이다.

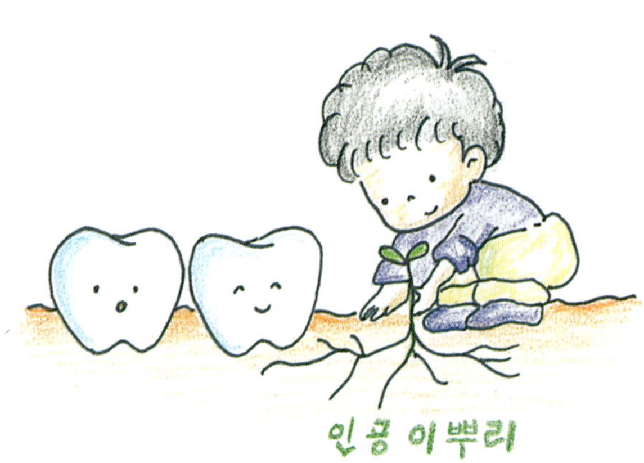

잘못된 치과상식

Q & A

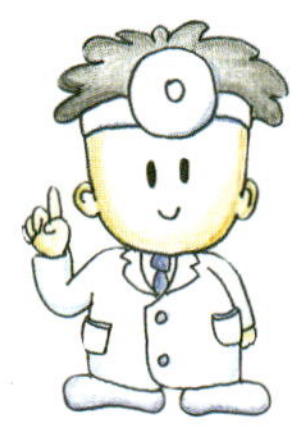

(문)레몬 즙으로 이를 닦으면 희어진다고 들었습니다. 또 녹차도 이를 희게 만들어준다고 하는데, 사실인가요?

(답)흰 이를 만들기 위한 여러 가지 민간요법이 있습니다. 레몬 즙이나 녹차를 이용한 방법도 그 중의 하나입니다. 산성인 레몬 즙으로 이를 닦으면 일단 이가 희어지는 것은 사실입니다. 그러나 이것은 이 표면의 부식으로 나타나는 일시적인 현상일 뿐입니다. 부식된 이는 약해져서 충치가 생기기 쉽습니다. 또 녹차에는 불소가 많이 들어있어서 충치를 예방하고 이를 단단하게 하는 효과는 있지만, 희게 해주지는 않습니다.

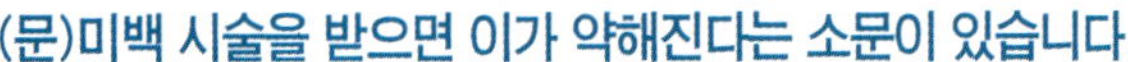

만약 흰 이를 갖고 싶다면, 레이저를 이용한 미백술을 권하고 싶습니다. 레이저 미백술은 안전하며, 단 한번 시술로 반영구적으로 흰 이를 가질 수 있어서, 근본적인 문제를 해결해줍니다.

(문)미백 시술을 받으면 이가 약해진다는 소문이 있습니다.

(답)그렇지 않습니다. 오랜 옛날에는 이 표면을 부식시켜 일시적으로 희게 보이게끔 하였지만, 그야말로 호랑이 담배필적 이야기입니다. 그리고 얼마 전까지만 해도 미백제를 입에 오랫동안 물고 있는 방법이 사용되었지만, 그것도 이미 옛날 이야기가 되었습니다. 요즘은 방법이 간단하고 효과가 확실한 레이저 미백술이 각광을 받고 있습니다. 레이저를 쬔 이는 충

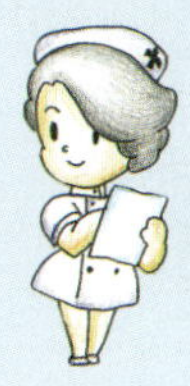

치가 잘 안 생깁니다. 미백술로 이가 약해지기는커녕 오히려 튼튼해진다고 해도 과언이 아닙니다.

(문)미백치약을 쓰면 정말 이가 희어지나요?

(답)미백치약에는 시트록세인, 소듐 바이카보네이트, 하이드록시 아파타이트, 탄산수소나트륨 등의 미백제가 들어있어서 일반 치약보다는 이를 희게 해주는 효과가 있습니다. 하지만 만족할 만큼의 효과를 보는데는 아주 오랜 시간이 필요합니다.

(문)이에 박아 넣은 다이아몬드가 떨어져 삼킬 수도 있다던데 사실인가요?

(답)이에 박아 넣은 다이아몬드는 웃을 때 매력포인트가 됩니다. 지금까지 수 백 명을 시술했지만 잘못된 경우는 거의 없었습니다. 그리고 설사 다이아몬드가 떨어져 삼켰다고 하더라도 몸에 아무런 해가 없으며, 0.05캐럿 정도로 아주 작기 때문에 곧 몸밖으로 나옵니다.

(문)앞니 사이가 벌어져 있습니다. 꼭 교정을 해야하나요?

(답)교정을 하지 않아도 이의 틈을 메우는 방법은 레진, 라

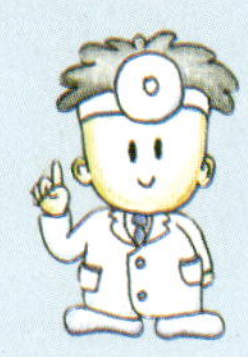

미네이트를 이용하는 것과 세라믹으로 씌우는 것 등 여러 가지가 있습니다. 레진과 라미네이터는 다른 이 색깔과 비슷하게 만들어 접착제로 붙이는 것입니다. 이를 깎지 않고도 시술이 가능한 반면, 자칫 떨어질 수 있다는 단점이 있습니다. 세라믹은 이를 완전히 돌려 깎고 보철물을 만들어 씌우는 것입니다. 전체 이 색깔을 같게 하기 위해서는 먼저 미백술을 통해 다른 이를 희게 해 놓고 씌워야 합니다.

(문)스케일링을 하면 이 사이가 벌어지나요?

(답)스케일링을 한다고 해서 이 사이가 벌어지지는 않습니다. 혹시라도 이 사이가 벌어져 보인다면, 그것은 치석을 제거함으로써 치석이 메우고 있던 틈이 드러나 보이기 때문입니다.

간혹 스케일링 후 이 시림을 호소하는 경우가 있는데, 이는 치석 때문에 생겼던 염증이 가라앉으면서 잇몸이 수축되어 이 뿌리가 드러났기 때문입니다. 이에 전혀 해가 없으며, 시린 증상은 곧 가라앉습니다.

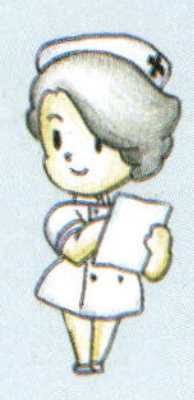

또 담배를 피우는 사람은 스케일링 후에 곧바로 담배를 피우면 이에 치명적인 손상을 가져올 수 있으므로 최소 2일간은 금연하는 것이 안전합니다.

(답)구강청정제에는 독특한 향기 성분이 들어있어 사용 후 입안이 상쾌합니다. 그렇다고 해서 정말 입 냄새가 없어지는 것은 아닙니다.

입안에서 냄새를 일으키는 물질은 황화합물 입니다. 황화합물은 음식찌꺼기와 입 속 세균이 결합하여 만듭니다. 구강청정제로 입을 헹구면 음식찌꺼기의 일부가 씻겨 나갈 수는 있지만, 세균덩이를 없앨 수는 없습니다. 입 냄새를 줄이려면 매일 이를 깨끗이 닦고 덴틀 플로스로 이 사이를 청소하며, 정기적으로 치석을 제거해주어야 합니다. 그리고 혀 클리너를 이용해 혀를 닦아주면 냄새가 아주 많이 줄어드는 것을 스스로 느낄 수 있습니다.

씹는 것은 이를 튼튼하게 할 뿐 아니라 혈액순환을 좋게 해

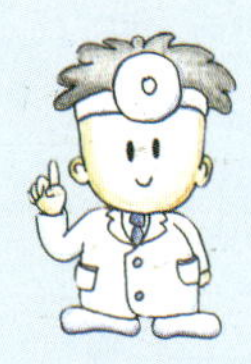

주므로 정신건강에도 도움이 됩니다. 그리고 잇몸과 턱을 튼튼히 해줍니다. 이 사이에 붙은 음식물 찌꺼기를 닦아주므로 충치를 어느 정도 예방할 수 있습니다. 단, 단물이 빠지는 3분 이후 10여분간을 더 씹어야합니다.

그렇다고 해서 껌이 충치 치료약은 될 수 없습니다. 또 턱이 약한 사람은 가급적 안 씹는 것이 좋습니다.

(문)드릴소리가 무서워서 치과 가기가 겁나요.

이제는 겁내실 필요가 없습니다. 드릴을 사용하지 않고, 또 전혀 아프지 않게 충치를 치료하는 공기무통치료법과 물방울 레이저치료법이란 것이 있습니다.

공기무통치료법은 공기의 압력을 이용해서 충치부위를 정확하게 제거해내는 것입니다. 그리고 물방울레이저치료법은 레이저를 이용해 충치부위를 없애는 것입니다. 이 두 방법 모두 아주 작은 부위의 충치라고 하더라도 주변 조직에는 손상을 주지 않습니다. 물론 아프지도 않으므로 마취할 필요가 없습니다.

충치가 있던 자리에는 불소 레진이라는 신 플라스틱 재질을 메워 넣는데, 이것은 생체친화력이 뛰어나며 이 색깔과도 같아서 보기에도 좋습니다. 또 불소 레진에 함유된 불소는 충치를 예방하는 효과도 있는 등, 효능이 탁월하여 권할만한 새 치료법이라 하겠습니다.

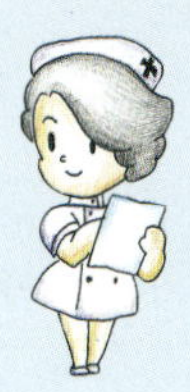

(문)치과에서 머리 아픈 것도 낫게 해주나요?

(답)두통의 원인은 여러 가지가 있지만, 상
당부분 치과 질환과 관련성이 있습니다.

이 속에는 미세한 신경이 들어있고,
이 신경은 신체 전체에 영향을 미치기
때문입니다. 따라서 이나 잇몸에 문제
가 있는데도 신경흐름에 따라 신체의 다
른 부위가 반응할 수 있습니다. 그러므
로 이유 없이 귀 근처나 머리가 아프다면 치과
검진을 받아보는 것이 좋습니다.

(문)연예인들의 이는 왜 하나같이 희고 가지런한가요?

(답)많은 청소년들이 연예인들의 희고 가지런한 이를 보고
부러워한다고 합니다. 연예인들은 남 앞에 자신을 항상 드러
내는 것이 직업이므로 외모를 더 아름답게 가꾸려는 노력을
많이 합니다. 그러므로 이를 교정하거나 해 넣음으로써 가지
런하게 하고, 레이저 미백술로 흰 이를 만드는 경우가 많습니
다.

(문)전동칫솔은 환자용인가요?

(답)천만의 말씀입니다. 몸이 불편한 환자가 전동칫솔을 많

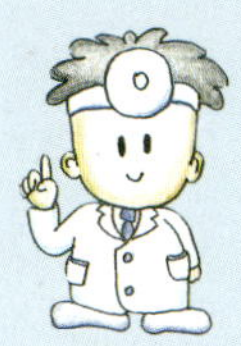

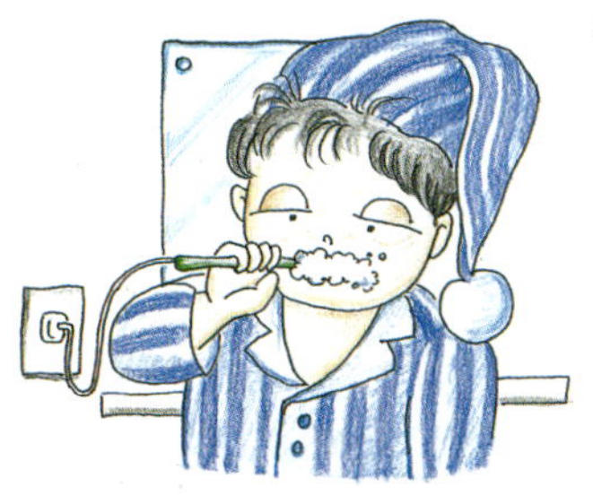

이 쓰는 것이 사실이지만, 환자나 노약자
만을 위한 것은 아닙니다. 일반칫솔은
힘을 고루 주기가 어려워 이가 파이거나
지나치게 닳아버릴 수 있지만, 전동칫솔
은 힘이 고르게 갈 수 있게 해줍니다.
또 잇몸 마사지 효과도 있어서 잇몸병
을 예방할 수도 있습니다. 따라서 이미 선진국에서는 일반인
들의 전동칫솔 사용이 보편화되어 가는 추세입니다.

136

(문)금니는 평생 쓸 수 있나요?

(답)금니 등 보철물의 수명은 대략 7~8년 정도입니다. 물
론 관리 상태에 따라 이 보다 더 오래 쓸 수도 있고, 더 빨리
갈아야할 수도 있습니다. 씌운 이에는 음식이 낄 우려가 큰 반
면, 칫솔질은 어렵습니다. 또 금이 닳아서 아주 작은 구멍이
생길 수도 있습니다. 일단 입 냄새가 심해진다든지, 음식이 자
주 끼거나 시린 증상이 있으면, 치과 검진 후에 새로 가는 것
이 좋습니다. 이상이 생긴 보철물을 그대로 내버려두면 이를
뽑아야할 수도 있습니다.

(문)음식물이 잘 끼어서 이쑤시개를 자주 씁니다.

(답)음식이 잘 끼는 원인은 여러 가지입니다. 20대까지는

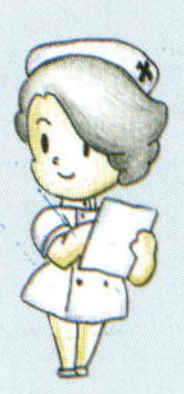

주로 충치가 원인이 되며, 30대 이후에는 잇몸에 이
상이 있는 경우가 많습니다. 이쑤시개를 자주 사용
하는 사람은 이와 이 사이에 틈이 생겨 음식이 더
잘 끼게 됩니다. 그리고 이 모양 자체가 너무
뾰족하여서 음식이 잘 끼는 경우에는 이 모양을
좀 평평해지도록 다듬기도 합니다. 어떤 경우든
일단 칫솔질을 한 후에는 덴틀 플로스를 이용해서 이 사이를
청소해주면 한결 청결한 입안을 유지할 수 있습니다.

(문)비행기를 타면 치통이 생긴다고 합니다. 사실인가요?

(답)비행기를 타거나 스쿠버다이빙을 하면, 공기압력이나
수압이 높아져서 아픈 이 부위가 더 아플 수 있습니다. 만약
장거리 비행이라면 꼭 이를 치료한 후 떠나야 안심할 수 있습
니다. 또 혹시라도 이민을 계획하는 사람들은 이를 치료한 후
떠나는 것이 경제적입니다. 미국은 치과 치료비가 우리 나라
보다 10배 이상 비싸고, 의료보험도 훨씬 비쌉니다.

(문)젖니의 충치는 간니가 나므로 내버려둬도 되지 않나요?

(답)위험천만의 말씀입니다. 젖니를 제대로 관리해주지 않
으면 영구치가 나는데도 나쁜 영향을 미칩니다. 젖니의 충치
를 그냥 내버려두면 나중에 영구치가 제자리를 잡지 못하고

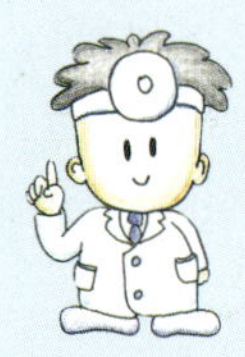

울퉁불퉁하게 나거나 덧니가 될 수 있습니다. 인간은 이가 나기 시작하는 시점부터 꾸준히 이 관리를 해주어야 합니다. 젖니라고 해서 결코 소홀히 여겨서는 안됨을 명심하세요.

(문)은색을 띠는 아말감이 몸에 아무 해가 없다고 합니다.

(답)아말감은 싼 장점이 있기 때문에 아직도 치과에서는 많이 쓰이는 재료입니다. 그러나 수은이 20%정도 함유되어 있으므로, 아직까지 해롭다고 입증된 바는 없지만, 가급적 사용을 않는 것이 좋을 듯 합니다.

(문)부모가 담배를 피우면 정말 아이의 이가 늦게 나는가요?

(답)담배는 담배를 피우는 사람 자신뿐 아니라 주변 사람에게도 나쁜 영향을 미칩니다. 특히 어린이의 경우에는 성장발육에 지장을 가져올 수 있습니다. 담배를 피우는 사람이 집안에 있으면 이가 늦게 난다는 것은 사실로서, 이미 연구로 입증된 바 있습니다.

(문)사랑니는 꼭 뽑아야합니까?

(답)반드시 뽑아야 하는 것은 아닙니다. 요즘은 오히려 사랑니를 잘 보존해두었다가 다른 부위의 이가 빠질 경우 옮겨심기도 합니다. 그러나 사랑니가 제대로 나지 않고 비뚤게 자라는 경우에는 다른 이에도 안 좋은 영향을 줄 수 있습니다. 또 이의 가장 안쪽에 자리해있어서 칫솔이 가 닿기가 어렵고, 일단 썩은 후에는 옆의 이까지 썩게 될 확률이 높기 때문에 가급적 뽑기를 권합니다.

사랑니는 없어도 전혀 지장이 없습니다.

(문)빠진 이를 다시 심을 수 있나요?

(답)그렇습니다. 이가 빠지는 불상사가 생기더라도 당황하지 말고 빠진 이를 물에 담아서 1시간 안에 치과로 오면 그 자리에 다시 심을 수 있습니다. 생체 재생력 때문에 이는 곧 다시 제자리에 붙게 됩니다. 그러나 이 뿌리가 상하거나 마르거나 시간이 너무 지나면 다시 심을 수 없기 때문에 조심하셔야 합니다. 흙이나 오물이 묻었더라도 개의치 말고 그대로 물이나 우유, 혹은 식염수 등에 담아서 치과로 달려오는 것이 뽑힌 이를 되살리는 방법입니다.

(문)잇몸 약으로 잇몸병을 치료하고 싶습니다.

(답)잇몸 약만을 먹어서 잇몸병을 근본적으로 치료할 수는

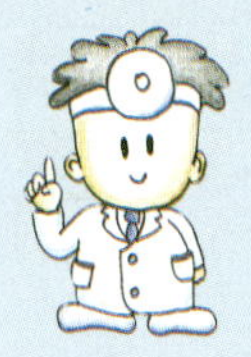

없습니다. 잇몸 약은 주로 소염제로 이루어져 있습니다. 우선은 덜 아프지만, 자신도 모르는 사이에 잇몸은 점점 더 나빠지고 있다는 것을 명심하세요. 일단 잇몸 치료를 받고 난 뒤에 잇몸 약을 먹으면 잇몸의 회복이 빠른 등의 보조효과를 기대할 수는 있습니다. 또 한약을 먹고 잇몸이 좋아진 사람도 있다고 하는데 이것도 신체 건강이 좋아진 덕분에 잇몸까지도 좋아졌다고 느껴질 뿐, 근본 치료법은 될 수 없습니다.

(문)신경치료를 안 하는 방법은 없나요?

(답)충치가 심해지면 세균이 잇속 깊이 침투해 들어가서 이의 가장 안쪽에 있는 치수를 감염시킵니다. 치수에는 신경과 혈관이 들어있기 때문에 그대로 두게되면 세균이 신경이나 혈관을 타고 흘러가 신체의 다른 부위에 이상을 가져올 수 있습니다.

그러므로 충치가 심해서 치수조직에 세균이 침투한 경우에는 신경을 죽임으로써 이뿌리를 보호하고 아픔을 덜어줍니다. 신경이 죽으면 일단 죽은 이로 봅니다. 하지만 뿌리가 남아있으면 이를 인위적으로 만들어 넣어 불편 없이 사용할 수 있습니다.

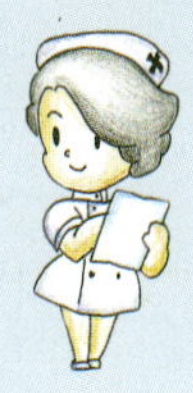

(문)이 교정은 언제 가능한가요?

(답)교정은 가급적 빨리 해주는 것이 효과도 좋고 시간도 적게 걸립니다. 그러나 적합한 교정 시기는 사람마다 다릅니다. 일반적으로 만약 교정하는 경우라면, 영구치가 다 나는 시점인 중, 고등학교가 적당합니다. 그러나 턱에 이상이 있으면, 외과적인 수술도 병행해야 하므로 성장이 다 끝난 시점에야 가능합니다.

(문)혀가 짧은 아이, 어떻게 할까요?

(답)혀가 짧으면 발음에 지장을 줍니다. 속수무책으로 내버려두면 발음이 자꾸 새어 놀림감이 되고 결국 아이의 정서적인 면에 나쁜 영향을 미치겠지요. 짧은 혀는 길게 늘이는 수술을 할 수 있습니다. 수술 후에는 혀 운동을 해주어 재발을 막을 수 있습니다. 성인이 되어서 시술을 하면 혀가 이미 굳어진 상태이므로 발음이 수술 전과 다를 바 없습니다. 그러므로 혀가 굳기 전에 시술해주어야 합니다.

이(齒)걸 알면 알면 용치?

초판1쇄 인쇄 / 2001년 3월 10일
초판1쇄 발행 / 2001년 3월 15일

지은이 / 박재석
발행인 / 이완재
발행처 / 도서출판 동인

등록번호 / 제10-749호
등록일자 / 1992년 11월 11일

서울시 마포구 아현3동 615-28(3F)
전화 / 365-6368, 393-9814
팩스 / 365-6369
E-Mail : donginn@chollian.net
ISBN 89-8482-027-X, 13510

파본은 본사나 구입하신 서점에서 교환하여 드립니다.
값 7,500원